华西医学大系

解读"华西现象"

讲述华西故事

展示华西成果

足踝患者围手术期康复护理

ZUHUAI HUANZHE WEISHOUSHUQI KANGFU HULI

主　编　何月　张晖　王琴

四川科学技术出版社
·成都·

图书在版编目（CIP）数据

足踝患者围手术期康复护理 / 何月，张晖，王琴主编.— 成都：四川科学技术出版社，2021.7

ISBN 978-7-5727-0193-1

Ⅰ.①足… Ⅱ.①何…②张…③王… Ⅲ.①足 – 围手术期 – 护理②踝关节 – 围手术期 – 护理 Ⅳ.①R473.6

中国版本图书馆CIP数据核字(2021)第139732号

足踝患者围手术期康复护理

主　　编　　何月　张晖　王琴

出 品 人	程佳月
责任编辑	吴晓琳
封面设计	经典记忆
版式设计	大　路
责任出版	欧晓春
出版发行	四川科学技术出版社
地　　址	四川省成都市青羊区槐树街2号　邮政编码：610031
成品尺寸	156mm×236mm
印　　张	14　　字数 200千
印　　刷	四川华龙印务有限公司
版　　次	2021年7月第1版
印　　次	2021年7月第1次印刷
定　　价	52.00元

ISBN 978-7-5727-0193-1

本书编委会

主　编

何　月　　张　晖　　王　琴

名誉主编

宁　宁　　廖　燕　　陈佳丽

副主编

彭　琪　　缪桂华　　杨晓娟

陈　迪　　黄丽先　　薄　蕊

编　　委（排名不分先后）

刘士华　　廖　玲　　李　俊　　张丽丹　　唐　霞

赵　晋　　胡娜娜　　彭　静　　杨　倩　　熊远迪

梁晓艳　　胡晓磊　　张瑞雪　　薄　蕊　　周亚男

马艳兰　　曾　蕾　　马珊珊　　董　红　　江　玲

苏　陈　　杜丹丹　　朱　潇　　李　敏　　阚恒雪

仁珍娜姆　李　璐　　师　莉　　刘　瑶　　刘雪情

付　平　　梁文懿　　黄进春　　李宇璐　　吴　丹

龙思涵　　乐高慧　　陈本会　　余　娜　　孟　伟

秘　书

胡娜娜　　孟　伟

《华西医学大系》总序

　　由四川大学华西临床医学院/华西医院（简称"华西"）与新华文轩出版传媒股份有限公司（简称"新华文轩"）共同策划、精心打造的《华西医学大系》陆续与读者见面了，这是双方强强联合，共同助力健康中国战略、推动文化大繁荣的重要举措。

　　百年华西，历经120多年的历史与沉淀，华西人在每一个历史时期均辛勤耕耘，全力奉献。改革开放以来，华西励精图治、奋进创新，坚守"关怀、服务"的理念，遵循"厚德精业、求实创新"的院训，为践行中国特色卫生与健康发展道路，全心全意为人民健康服务做出了积极努力和应有贡献，华西也由此成为全国一流、世界知名的医（学）院。如何继续传承百年华西文化，如何最大化发挥华西优质医疗资源辐射作用？这是处在新时代站位的华西需要积极思考和探索的问题。

　　新华文轩，作为我国首家"A+H"出版传媒企业、中国出版发行业排头兵，一直都以传承弘扬中华文明、引领产业发展为使命，以坚持导向、服务人民为己任。进入新时代后,新华文轩提出了坚持精准出版、精细出版、精品出版的"三精"出版发展思路,全心全意为推动我国文化发展与繁荣做出了积极努力和应有贡献。如何充分发挥新华文轩的出版和渠道优势,不断满足人民日益增长的美好生活需要?这是新华文轩一直以来积极思考和探索的问题。

基于上述思考,四川大学华西临床医学院/华西医院与新华文轩出版传媒股份有限公司于2018年4月18日共同签署了战略合作协议,启动了《华西医学大系》出版项目并将其作为双方战略合作的重要方面和旗舰项目,共同向承担《华西医学大系》出版工作的四川科学技术出版社授予"华西医学出版中心"铭牌。

人民健康是民族昌盛和国家富强的重要标志,没有全民健康,就没有全面小康,医疗卫生服务直接关系人民身体健康。医学出版是医药卫生事业发展的重要组成部分,不断总结医学经验,向学界、社会推广医学成果,普及医学知识,对我国医疗水平的整体提高、对国民健康素养的整体提升均具有重要的推动作用。华西与新华文轩作为国内有影响力的大型医学健康机构与大型文化传媒企业,深入贯彻落实健康中国战略、文化强国战略,积极开展跨界合作,联合打造《华西医学大系》,展示了双方共同助力健康中国战略的开阔视野、务实精神和坚定信心。

华西之所以能够成就中国医学界的"华西现象",既在于党政同心、齐抓共管,又在于华西始终注重临床、教学、科研、管理这四个方面协调发展、齐头并进。教学是基础,科研是动力,医疗是中心,管理是保障,四者有机结合,使华西人才辈出,临床医疗水平不断提高,科研水平不断提升,管理方法不断创新,核心竞争力不断增强。

　　《华西医学大系》将全面系统深入展示华西医院在学术研究、临床诊疗、人才建设、管理创新、科学普及、社会贡献等方面的发展成就；是华西医院长期积累的医学知识产权与保护的重大项目，是华西医院品牌建设、文化建设的重大项目，也是讲好"华西故事"、展示"华西人"风采、弘扬"华西精神"的重大项目。

　　《华西医学大系》主要包括以下子系列：

　　①《学术精品系列》：总结华西医（学）院取得的学术成果，学术影响力强；②《临床实用技术系列》：主要介绍临床各方面的适宜技术、新技术等，针对性、指导性强；③《医学科普系列》：聚焦百姓最关心的、最迫切需要的医学科普知识，以百姓喜闻乐见的方式呈现；④《医院管理创新系列》：展示华西医（学）院管理改革创新的系列成果，体现华西"厚德精业、求实创新"的院训，探索华西医院管理创新成果的产权保护，推广华西优秀的管理理念；⑤《精准医疗扶贫系列》：包括华西特色智力扶贫的相关内容，旨在提高贫困地区基层医院的临床诊疗水平；⑥《名医名家系列》：展示华西人的医学成就、贡献和风采，弘扬华西精神；⑦《百年华西系列》：聚焦百年华西历史，书写百年华西故事。

　　我们将以精益求精的精神和持之以恒的毅力精心打造《华西医学大系》，将华西的医学成果转化为出版成果，向西部、全国乃至海外传播，提升我国医疗资源均衡化水平，造福更多的患者，推动我国全民健康事业向更高的层次迈进。

《华西医学大系》编委会

2018年7月

序

近年来，足踝疾病的发病率不断上升，足踝外科发展迅速，理论及手术技术都有新的发展。随着人民生活水平和健康要求的日益提高及医疗水平的不断进步，足踝康复护理在外科手术取得令人满意的临床效果。足踝康复护理是围绕着患者的术前、术后及出院后的重要管理项目之一，早期的足踝康复可以促进局部血液的增加，为骨折端的愈合提供了良好的血运基础，早期的康复训练可最大限度地减少关节及肌肉粘连的发生。围手术期的康复功能锻炼可以减少肌肉萎缩程度，并使肌肉尽早恢复正常肌力，还可以始终保持中枢神经系统对踝部肌肉的支配，尤其是住院期间卧床并发症的发生率会明显降低。本体感觉等训练有助于踝关节平衡和协调能力的恢复。康复医生和护士主要为患者提供相关康复知识，督促和指导患者进行功能锻炼，给予患者心理支持，帮助患者消除肿痛、预防并发症、促进骨折愈合、恢复下肢负重行走功能，协助患者回归家庭和社会。

目前我国西南地区足踝患者较多，而足踝外科术后康复护理质量的高低直接影响患者康复效果。因此，对于那些需要足踝外科手术的患者及其家属来说，他们由于完全缺乏这些知识，难免感觉茫然无助，足踝手术前需要注意什么，手术后如何护理及如何康复等，都是困扰他们的难题。

在长期的足踝康复临床护理工作中，四川大学华西医院足踝中心的护理队伍在精心护理足踝手术前后的患者方面，积累了丰富的临床护理经验。本书系统、全面地介绍了足踝康复护理工作的各个方面，理论联系实际，内容翔实。编者在本书的编写过程中，倾注了大量心血，查阅了大量文献，总结了在长期足踝临床康复护理工作中积累的经验，既介绍了具体疾病术前、术后护理要点，也着重分享康复护理新技术、新方法，有较强的可操作性。相信本书一定会受到临床护士和康复师的欢迎和喜爱。

张　晖

2021年4月

前　言

千里之行，始于足下。随着我国人民生活水平提高和健康需求发展，骨科各亚专业快速发展，近几年足踝外科也得到了空前发展，为了满足临床所需，足踝围手术期康复护理也需与时俱进。

目前我国关于足踝方面的专科护理还处于逐步完善阶段，围手术期的康复护理也还在探索阶段，而康复护理质量的高低将直接影响患者康复效果。足踝围手术期康复护士要为患者提供康复相关资讯、督促患者进行功能锻炼、指导患者使用辅助矫形器、给予患者心理支持、协助患者恢复肢体功能，回归家庭和社会。

《足踝患者围手术期康复护理》由四川大学华西医院足踝中心经验丰富的护理人员与康复师总结临床经验，参阅大量国内外相关文献、资料编写而成。本书共分为十二章，从临床康复护理出发，注重理论与实际相结合，推陈出新，力求反映本学科领域的新知识、新技术和新的研究成果，以满足患者健康需求、护理人员岗位需求以及临床教学需求，同时也希望为实现全民掌握康复护理技能和提高健康素养贡献一点力量。

　　本书在编写、审定和出版过程中得到了临床各学科专家、一线人员大力支持，在此一并感谢。编写过程中本书编者都以高度认真负责的态度参与了工作，但因时间仓促和水平有限，内容不足之处，殷请各位读者提出意见和建议，以求改进与完善。

编者
2021年4月

目 录

第一章

足踝围手术期康复护理学概论

第一节 围手术期康复护理学概论

围手术期康复护理学是一门旨在研究围手术期伤病者与伤残者身体、精神康复的护理理论、知识、技能的学科。围手术期康复护理与机体功能恢复紧密相连，因此，在围手术期康复护理工作中，除需注重保护患肢，尽量恢复患肢功能、增强患者自理能力外，还应重视各类并发症的发生，实施全面、连续性的围手术期康复护理服务，从而促进患者康复，提高患者的生活质量。

世界卫生组织（WHO）对康复（rehabilitation）的定义：康复是指综合地、协调地应用各种措施，预防或减轻伤残者身心和社会功能障碍，以达到生理、感官、智力精神和社会功能的最佳水平，使病、伤、残者提高生活质量和重返社会。

一、围手术期康复护理的目的

1.使患者疼痛的缓解。

2.使患者焦虑情绪减轻，积极配合康复治疗。

3.减少患者继发性功能障碍，使残余的机能和能力得到维持和强化，最大限度地恢复生活能力。

4.提高生活质量，重新返回社会，参加社会劳动。

二、围手术期康复护理的原则

1.重视心理支持。

2.预防继发性的功能障碍。

3.掌握"自我护理"和"协同护理"的方法。

4.提倡团队协作，注重整体、身体和心理的康复。

5.与日常生活活动相结合，以提高患者的生活自理能力。

三、围手术期康复护理的内容

围手术期康复护理适用于急、慢性疾病，各种损伤带来的功能障碍，以及与骨科有关的先天发育不良的残疾者。

（一）疼痛护理

疼痛对骨科患者的影响程度与机体疼痛程度有关，通过康复训练改善预后对缓解或解除疼痛具有重要作用。疼痛是患者的主观感受，需要及时地筛查和干预。常见的疼痛评估量表如：视觉模拟评估表（VAS）、数字评定量表（NRS）、言语描述疼痛量表

（VRS）、面部表情疼痛量表（FPS）等单维度评估量表，以及简明疼痛调查表（BPI）、McGill疼痛问卷表（MPQ）等多维度评估量表。使用完善的评估量表，对患者及家属采取多样化的宣教方式，告知疼痛治疗的重要性，鼓励患者主动描述疼痛的感受，使患者尽早开展康复训练，改善机体的功能运动，同时也提高了患者对医疗护理效果的满意度。

（二）心理护理

患者对自身疾病不了解，担心疾病预后和肢体残缺，可能会出现焦虑、恐惧、不愉快的情感体验。医务人员可针对患者的具体情况，制订个体化康复方案，利用榜样效应，使患者身心达到最佳状态，积极配合康复治疗，使其重拾自信。

（三）功能锻炼

康复功能锻炼是创伤与疾病治疗的重要环节。骨科护理人员必须重视主动与被动活动，预防关节粘连僵硬，防止肌肉萎缩，恢复肌肉张力，协调肌肉间的支配能力。

（四）预防继发性残疾和并发症

在最大参与度的前提下，根据患者实际肌力及关节活动度选择适宜的锻炼方法，避免造成再次伤害。

（五）康复辅助工具的使用及指导

根据关节活动范围，在肢体肌力支持的情况下，指导患者借助支具训练下床行走，教会患者使用轮椅转移、坐—站转移、其他机械辅助转移，为日常生活自理做准备。

四、围手术期康复护理人员的角色

护士在患者围手术期康复护理工作中扮演着重要的角色，是相关康复健康教育者（康复知识的教育和指导）、照顾者（提供各种护理照顾）、研究者（积极开展护理研究工作）、早期康复计划者（为患者制订系统、全面、整体的护理计划）、继续康复检查督导者（对日常康复工作进行协调与控制）、协调者（维持一个有效的沟通网）。

（付　平）

第二节　足踝围手术期康复护理概述

一、足踝围手术期康复护理的发展状况

近年来，足踝疾病的发病率逐渐上升，足踝外科的手术技术已取得令人满意的临床效果，而更快的康复、更小的应激、更好的内环境稳态是足踝康复的核心和追求。足踝患者围手术期护理和康复的目的是消除肿胀和疼痛，加速创伤愈合，预防踝关节的关节僵硬、肌肉挛缩，增强肌力、改善平衡功能、矫正异常步态。早期的足踝康复可以促进局部血液的增加，为骨折端的愈合提供良好的血运基础，也可最大限度地减少关节及肌肉粘连的发生。围手术期的康复功能锻炼还可以始终保持中枢神经系统对踝部肌肉的支配，明显降低住院卧床期间并发症的发生率。通过本体感觉等系统训练，有助于踝关节平衡和协

调能力的恢复。

二、足踝康复护理发展的必要性

足踝外科手术后康复的安全舒适及肢体功能最大限度的恢复成为患者的迫切需求。足踝康复护理针对患者的不同时期，进行关节活动度训练、肌力训练、足功能锻炼、平衡训练。足踝康复护理以患者早日康复为总目的，帮助患者消除肿痛、预防并发症、促进骨折愈合、恢复下肢负重行走功能，尽早重返社会和提高生活质量。

三、足踝康复护理在骨科应用的具体措施

（一）健康教育

自患者入院后由责任护士对患者进行康复功能锻炼指导，家属与患者共同参与。护士使用康复功能锻炼手册对患者进行骨科疾病及足踝围手术期的康复知识的宣教。告知患者加强锻炼对于临床治疗及康复的意义，使患者能够充分地认识到功能锻炼的重要性，促进患者早日康复。

（二）康复训练

足踝康复训练的重点在于踝关节活动度的恢复，肌力和本体感觉的提升对患者恢复正常步态有很好的帮助。康复护理中应注重患者的个体差异，做好有针对性的围手术期康复护理工作。

（三）有效沟通，实施心理护理

多数患者心理应激反应突出，常有焦虑、恐惧、烦躁等心理反

应，通过与患者的交流沟通，了解患者的心理变化，根据患者个体情况采取针对性护理，如启发、疏导、暗示、支持、成功案例分享等"人性化"方式，并告知足踝康复的目的及意义，鼓励患者战胜疾病、配合治疗工作。

（四）术前准备

术前讨论分析，相关实验室检查，影像学资料的准备；术前严格8小时禁食禁饮，术前2小时应建立静脉通道。

（五）术后护理

尽早移除尿管、早期经口饮食，术后根据医生评定结果，指导患者循序渐进地进行康复训练。

（六）疼痛管理

加强病房巡视，告知患者疼痛治疗的重要性，鼓励患者主动描述疼痛的感受。对于术后疼痛，提倡超前镇痛及多模式镇痛，疼痛评估筛查并询问患者是否有疼痛进行性加重或疼痛程度是否符合创伤程度，同时引导患者通过深呼吸、看书、听音乐来转移注意力，减轻疼痛。

（七）早期的功能锻炼指导

术后早期的功能锻炼可有效地预防关节功能障碍、肺部感染、压力性损伤等术后常见并发症，同时也是预防下肢深静脉血栓的重要措施。值得注意的是，医护人员在对患者进行早期功能锻炼指导时需密切观察患肢有无肿胀、感觉障碍等异常现象。术后功能锻炼应遵循个体化、循序渐进等原则，不能急于求成，进行盲目锻炼，以免造成伤口愈合的延迟。

（八）出院指导

结合患者的自身情况（年龄、知识水平、社会支持系统等），用通俗易懂的语言，多次重复、及时、准确、有效地提供出院指导；指导患者避免从事重体力劳动及剧烈体能运动；出院后坚持功能锻炼，如中途停止锻炼，可能会影响踝关节的活动度；注意合理饮食，钙质的补充，防止便秘；鼓励患者及家属有问题及时咨询，定期门诊随访，调整功能锻炼方案。

四、足踝患者围手术期的康复护理

（一）护理重点要点剖析及护理实施体会

1. 护理重点

正确全面评估患肢的感觉运动，观察患者生命体征以及是否发生并发症，在恢复期协助患者进行日常生活活动。

2. 护理要点

积极预防下肢深静脉血栓、关节肌肉挛缩、肺部感染、压力性损伤等，指导患者早期功能锻炼。

3. 护理体会

对于足踝手术的患者，疼痛与功能障碍均比较明显，为达到最大限度的功能恢复，应及时观察和记录关节活动度及肌力的变化，并反馈给主管医生，充分调动起患者的主观能动性，积极参与整个康复过程。

（二）特别关注

足踝康复注重踝关节的活动度和肢体的负重行走功能恢复，所以康复计划和措施均以此为最终目标。在整个围手术期康复护理过程中，应循环渐进，逐步指导患者独立完成功能锻炼，从而重拾自信，重新返回家庭和社会。

（三）展望

骨科围手术期康复护理以康复为目的，进行预防功能障碍的护理、评定和实施（协助治疗、训练的护理措施）。随着加速康复外科在临床的推广，可明显地减少患者并发症、缩短住院日、降低再住院率，促进了外科手术和护理事业更好地发展。由骨科医生（足踝专科医生）、康复医生/康复师（康复治疗团队）、骨科专科护士（足踝专科护士）、患者和家属共同参与的现代足踝快速康复模式将助力足踝外科及足踝康复医学快速发展。

（付　平）

第二章

足与踝关节的解剖和生物力学特性

第一节　足与踝关节

一、足

（一）足骨的组成

足骨由7块跗骨、5块跖骨和14块趾骨组成，还有数目不定的籽骨。足骨在功能上可分为跗骨、跖骨和趾骨，在解剖上可分为后足（跟骨、距骨）、中足（足舟骨、楔骨和骰骨）和前足（跖骨、趾骨和蹈趾籽骨）。

1.跗骨

（1）跟骨：最大的跗骨，突向胫骨、腓骨后方，后方形成突起，为跟腱附着点。跟骨为不规则方形，延向远端的长轴向外、上倾斜。

（2）距骨：距骨为没有肌腱附着的内嵌骨，分为头、颈、体三个部分。为跗骨中位置最高的骨，与胫、腓骨远端构成踝关节，与跟骨构成距下关节。

（3）骰骨：远排跗骨最外侧的骨头，位于跟骨与第4、5跖骨之间，远端与第4、5跖骨相关节，近端与跟骨相关节，内侧与足舟骨和第3楔骨相关节；背外侧粗糙，便于韧带附着；骰骨远端含有骰骨沟，内有腓骨短肌肌腱通过。骰骨的位置和梯形形状使其成为足外侧纵弓的主要组成部分。

（4）足舟骨：位于跗骨远排内侧，近端与距骨头相关节，远端与内、中、外侧楔骨相关节，外侧与骰骨相关节。足舟骨内侧面有一突起为足舟骨结节（粗隆），为胫后肌腱的附着点。

（5）楔骨：楔骨呈楔形，分为内侧楔骨、中间楔骨和外侧楔骨，远端与第1~3跖骨底相关节。内侧楔骨最大，中间楔骨最小，外侧楔骨形成楔形的底。内侧楔骨呈倒置的楔形，是足横弓的主要组成部分。3块楔骨近端均有凹陷的关节面与足舟骨相关节。内、外侧楔骨向远端延伸，越过中间楔骨，均与第2跖骨底相关节。

2. 跖骨

跖骨属长骨，共有5块，由内向外依次称为第1~5跖骨。每根跖骨分为近端的跖骨底、中部的跖骨体和远端的跖骨头三部分。近端跖骨基底部连接跗骨，远端跖骨头与近节趾骨相关节，体部在横断面上为三角形，矢状面上有轻度弯曲和凹陷，两端较粗。

3. 趾骨

趾骨类似于指骨。除踇趾为2节外，其余各趾均为3节。趾骨干较短，尤其是近节趾骨。中节趾骨短小，但较近节趾骨宽。远节趾骨较扁平，底相对较宽。

4. 籽骨

多数籽骨的直径仅有几毫米，形态各异。第1跖趾关节内外侧的籽骨是足部恒定存在的2块籽骨。不恒定的籽骨可出现在足部承重的任何地方，但以第2~5跖骨头下方最常见。

（二）足的生物力学特性

1. 足与踝协同运动，但有别于踝，具有独特性。

2. 作为下肢整体的一个组成部分：足在需要时变成一个单独的固定单位，为一刚体，而在需要赤足攀爬时又十分灵活。

3. 足的结构必须适合各种动作需要，其生物力学很复杂。

二、踝关节

（一）组成

由胫、腓骨的下端与距骨滑车构成，胫、腓骨下端的膨大突起分别称为内踝和外踝。小腿一侧有胫骨、腓骨，它们共同形成前后开口的凹槽，而足部的距骨填充其中，构成踝关节，周围包裹着关节囊和韧带。踝关节使小腿与足相连结，关节囊附着各关节面的周围，同时有许多韧带加强。它属屈戌关节，可做屈、伸、内收、外展和旋转运动。

1. 关节窝

呈叉状（榫卯关节），由胫骨下关节面、内踝关节面及腓骨外踝关节面共同围成，加强踝关节稳定性。

2. 关节头

由距骨体上和距骨两侧关节面所组成，关节面呈滑车状，前宽后窄。

（二）运动方向

1. 绕足的冠状轴

跖屈（绷脚尖）、背屈（勾脚尖）：即距骨在冠状轴上旋转，见图1。距骨头在矢状面上背屈与跖屈，跖屈时距骨内旋，背屈时外旋，正常背屈大于45°，跖屈大于90°，约有70°的活动范围。

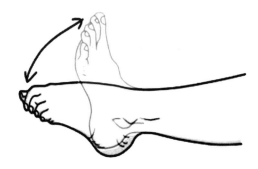

图1 跖屈与背屈

2. 绕足的矢状轴

内翻、外翻：即跟骨在通过距下关节的斜行纵轴上内旋与外旋，见图2。

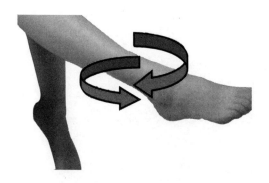

图2 内旋与外旋

（三）踝关节的生物力学特性

1. 正常步态时，踝关节的反作用力等于或大于髋关节、膝关节，但因它的负重面积大，经踝关节传导的单位面积上的应力却低于髋或膝关节。

2. 踝关节在跳跃活动中的起跳和蹬地阶段起主要作用，踝关节力量的强弱直接决定完成动作时支撑整个身体的稳定性。

3. 跑步的蹬伸和缓冲时，踝关节的活动是由小腿三头肌腱的弹性形变与复原进行的，它可在腾空之前的制动阶段，通过肌腱的形变而储备能量。

（朱　潇）

第二节　肌腱与韧带

肌腱是位于肌腹两端，把肌肉和骨相连在一起的纤维束或膜状致密结缔组织。韧带是使各骨块相互连接的致密结缔组织的索状物。肌腱和韧带均是一种黏弹性结构。

一、肌腱

（一）跟腱

跟腱是位于踝关节后方的一条大的肌腱，它连接小腿后方的肌肉群到跟骨，是人类行走、奔跑、攀登等运动不可缺少的组织。由于跟腱血液供应不充足，其伤后愈合时间比较长。

（二）胫骨前肌腱

胫骨前肌腱是前面肌腱中最粗大的，胫骨前肌腱由内向外依次排列为：踇长伸肌腱、趾长伸肌腱、第3腓骨肌腱、腓骨长短肌腱（位于外踝后方）、胫骨后肌腱（位于内踝后方）。

二、韧带

（一）踝部

1.内侧韧带（三角韧带），强而有力，作用主要是限制足过度外翻。

2.外侧韧带由3束组成，由前向后分别是距腓前韧带、跟腓韧带和距腓后韧带。

（1）距腓前韧带：在踝关节跖屈位可限制足内翻活动，在踝关节中立位时，防止距骨向前移位。

（2）距腓后韧带：可限制踝关节过度背伸活动。

（3）跟腓韧带：在踝关节中立位（90°）限制足内翻活动，见图3。

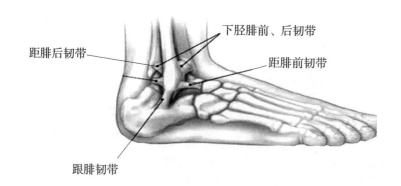

图3 内、外侧韧带

3.下胫腓韧带分为下胫腓前韧带、骨间韧带、下胫腓后韧带和下胫腓横韧带，其作用是使踝关节紧固而又有一定的弹性，踝背屈时下胫腓联合轻微增宽，其中骨间韧带是骨间膜的延续，最为坚固。

（二）足部

小腿有胫骨、腓骨，它们共同形成前后开口的凹槽，而足部的距骨填充其中，构成踝关节，周围包裹着关节囊和韧带，见图4。

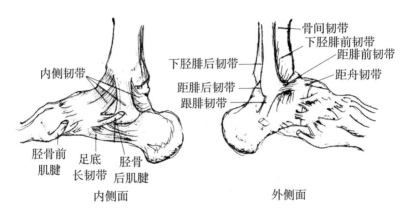

图 4 足部韧带与肌腱

1.跟舟韧带亦称弹簧韧带或跳跃韧带，其结构宽或厚，坚强有力，为足部最重要的韧带。

2.跖长韧带亦称足底长韧带，呈带状四边形，强而有力，主要作用是协助维持足的纵弓。

3.跖骨头短韧带，紧连5个跖骨头，位于跖侧，支持诸跖骨所形成的横弓，防止跖骨头分离。

三、生物力学特性

1.肌腱和韧带含有大量胶原，组织结构的强度与能屈度依靠其机械稳定度。

2.韧带和肌腱附着于较坚实的骨结构时，可从较多的纤维物质逐渐变成较多的骨性物质，达到降低应力集中的效能作用。

3.构成韧带的胶原纤维排列是不平行的，因此韧带能承受一个方向占优势且高负荷的力。

4.肌腱的损伤主要是运动损伤，损伤程度受肌肉收缩时所产生的力的影响，肌腱和肌肉连接的状态、肌腱横截面积与相连的肌肉的关系为此力的主要影响因素。

5.肌腱和韧带在衰竭以前可发生形变，从而降低其负荷能力。

6.韧带和肌肉能适应施加的外力变化而可塑形。

（朱　潇）

第三章
常用矫形康复仪器及护理

第一节 护 踝

一、目的

护踝是一种轻便的足踝保护性矫形器，适用于踝关节急性扭伤或慢性踝关节不稳的患者。在运动时能够维持踝关节的稳定性，限制足踝左右活动，防止因足踝内外翻引发的扭伤，同时可减轻踝关节受伤部位压力，促进损伤的软组织肿胀消退。

二、适应证

1.适合轻度到中度的扭伤、韧带损伤。

2.慢性踝关节不稳。

3.石膏固定后的支持及损伤的预防。

4.用于术后的康复活动。

三、使用方法

护踝常见的有绑带式和套脚式两种。

（一）绑带式

1.将弹力绷带在患足脚底中部进行缠绕，注意松紧度，不可过紧也不可过松。

2.从足弓内侧向脚踝外侧绕过脚踝通过足弓缠绕脚底。

3.八字法从脚底缠绕至脚踝并绕一周。

4.按以上八字缠绕法，如果绷带长度够，可以重复缠绕。

5.最后在脚踝部用弹力胶带固定妥善。

（二）套脚式

将患足穿入套脚式足踝护具中，选择合适的松紧度拉紧固定带即可（如图5）。

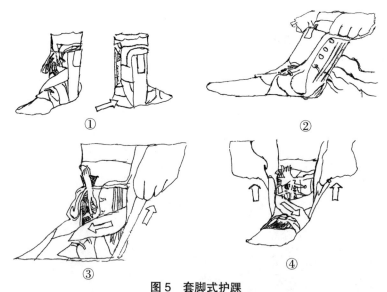

图5　套脚式护踝

四、注意事项

1.在医生的指导下合理佩戴。

2.佩戴护踝活动时预防跌倒。

3.缠绕绷带或者佩戴套脚式护踝时不要太松或太紧，松紧度可根据个人运动习惯以及医生指导重新缠绕调节。

4.佩戴护踝后应合理安排运动强度。

5.不适时应及时就医。

（吴　丹）

第二节　跟腱靴

一、目的

跟腱靴用于跟腱断裂术后或跟腱止点重建术后患者的功能锻炼，实现早期下床活动。通过逐渐调整足跟高度，在恢复跟腱长度的同时避免因过度拉伸导致跟腱再次断裂。

二、适应证

1.跖骨骨折，胫腓骨下段骨折。

2.踝关节稳定性骨折及术后康复。

3.严重踝关节扭伤。

4.小腿骨折。

5.跟腱断裂的保守治疗及术后康复。

三、使用方法

1.跟腱术后4~6周拆除石膏后穿跟腱靴下床活动，逐渐调整跟腱靴高度。

2.根据脚的大小选择合适的跟腱靴，跟腱靴的后跟垫10~12层。

3.穿跟腱靴下床时，使用拐杖辅助，进行站立训练、扶拐步行训练，避免过度负重。

4.每周去掉一层后跟垫，使后跟高度逐渐降低，在3个月内全撤除后跟垫，使足部达到中立位。撤除后跟垫过程中注意加强踝关节活动，防止软组织粘连，可以做踝关节主动屈伸运动、被动拉伸训练。

四、注意事项

1.取后跟垫应从下向上取，先取下面最大的，再逐层向上取最小的垫子（取掉的垫子保存好）。

2.每次取掉垫子后，都应先试穿、试踩，跟腱处不痛、无拉扯感，才能下地行走。

3.行走时应缓慢，脚后跟着地行走，避免前脚掌突然发力，防止跟腱再次断裂。

4.下肢肿胀明显时，抬高患肢，或穿静脉曲张压力袜，预防和消除肿胀。

5.预防深静脉血栓的形成，同时进行患侧大腿及臀部的肌肉力量训练，预防肌肉萎缩，如直抬腿、侧抬腿、膝关节的屈伸活动。

6.在康复训练时，做到循序渐进，注意安全，避免跌倒。

（李宇璐）

第三节　踝关节充气靴

一、目的

踝关节充气靴由足托板、踝脚链和小腿围托构成。在小腿围托中加有气囊衬垫，并自带气压充气阀，通过加压气囊，对足踝起支撑、固定、保护作用，可有效地缓解疼痛，促进血液循环，预防肢体肿胀。

二、适应证

跟骨骨折、距骨骨折、Lisfranc损伤、跖骨骨折等足部骨折。

三、使用方法

准备体重秤，术后伤口愈合良好即可开始穿踝关节充气靴下床做不负重活动。

1.将踝关节充气靴穿戴好，调节气囊衬垫的气压，松紧适宜，使用拐杖协助支撑身体，将患肢踩在体重秤上，最开始以5 kg为目标。

2.在穿戴踝关节充气靴的前提下，能在体重秤上踩出5 kg后，可将踩秤目标加2 kg（即7 kg），以此类推。目前临床负重是从5 kg开始，后面每周加5 kg直到达到患者体重的1/2。

3.踩秤目标达到患者体重的1/2后，复查CT无特殊情况，遵医嘱可去拐继续穿踝关节充气靴行走（图6）。

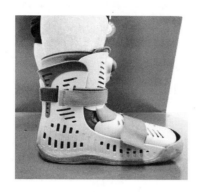

图6　踝关节充气靴

四、注意事项

1.下床活动时，预防跌倒，保持地面干燥，嘱家属陪伴。

2.踝关节充气靴充气量适宜，下肢肿胀时，抬高患肢，促进血液循环。

3.锻炼时做到循序渐进，避免患肢二次损伤。

（李宇璐）

第四节　假　肢

一、概述

（一）相关概念

1. 截肢

截肢是截除没有生机和/或功能及局部病损严重威胁生命的肢体，是一种破坏性和建设性手术。临床上骨科截肢术多由创伤、严重感染、肿瘤等造成。

2. 假肢

假肢是用工程技术的手段和方法，为弥补截肢者或肢体不完全缺损的肢体而专门设计和制作装配的人工假体，又称义肢。其适用对象是因疾病、交通事故、工伤事故、运动创伤等原因截肢的人群。

（二）假肢的作用

1. 功能替代

代替和代偿已丧失肢体的部分功能，使截肢者恢复一定的生活自理能力及工作能力。

2. 改善外观

获得肢体外形，弥补人体外观缺陷。

（三）假肢的分类

假肢可按截肢部位、结构、功能、安装时机、动力来源、主要用途及选用材料进行分类，最常用的分类方法是按截肢部位分类，分为上肢假肢和下肢假肢。其中，下肢假肢包括髋离断假肢、大腿假肢、膝离断假肢、小腿假肢、赛姆假肢、足假肢等。

足踝截肢术不仅要满足残端负重的要求，而且在残端和地面之间要保留足够的空间，以安装具有踝关节功能的假肢。在所有的足踝截肢手术中，赛姆截肢术较其他任何一种手术更能满足这一要求。赛姆截肢术术后肢体缩短、负重面积减少，使足的稳定性减弱，对站立及行走产生极大影响，需穿戴赛姆假肢。

二、赛姆假肢的特点及分类

赛姆假肢又称踝部假肢，属于下肢假肢的一种，主要用于赛姆截肢术后，经过踝关节残肢末端可完全承重，代偿功能较好，通过使用树脂复合材料抽真空成形制作全接触式接受腔，使假肢的外观和功能得到了较大的改善。

（一）特点

1.残肢末端承重，更加符合人体生理特点。

2.残肢长，小腿部肌肉较完整，有较长的杠杆臂，残肢支配假肢的作用好。

3.由于残肢末端往往呈球根状，容易肿胀，在制作全接触式接受腔时需进行特殊处理，如开窗口。

4.因残肢长，没有安装踝关节的位置，必须采用赛姆假肢专用的特殊假脚。

（二）分类

为达到穿脱方便、有效悬吊、改善外观的目的，赛姆假肢接受腔的类型不断演变，见表1，主要分为以下几种类型：

表1　赛姆假肢的类型、优点和缺点及图示

类型	优点	缺点	图示
不开口全接触式（单层、双层接受腔）	接受腔强度好；不需使用膝上环带	接受腔整体粗；通气性差；重量过重；需使用内接受腔（软衬套）；不使用内接受腔时，接受腔中间部松	软垫套
内侧开口式（VAPC方式）	悬吊性能好	因使用环带，故而影响外观；与不开口式相比，寿命短，性能差；穿脱较麻烦	

续表

类型	优点	缺点	图示
后侧开口式（诺斯韦思顿式）	穿脱比内侧开口式简单	寿命最短，强度最差；需使用环带，故而影响外观	
传统式	可调整松紧程度	寿命短，强度差；重量重；外观差；穿脱麻烦	

三、围手术期康复护理

肢体修复、功能重建、早日回归家庭和社会是足踝截肢患者及家属的迫切要求。系统性的围手术期康复护理对足踝截肢患者最大限度恢复生活自理能力、提高生活质量具有重要意义。

（一）建立系统的围手术期康复护理方案

由专业的康复治疗及护理团队共同完成，团队包括康复医生、康复护士、物理治疗师、作业治疗师、假肢矫形技师。对足踝截肢术后患者进行各方面评定，并给出相应的康复治疗及围手术期康复护理方案，治疗期间对出现的问题及时进行讨论，适时调整。在患者出院时再次进行评定，以确定出院后的生活自理能力程度，并给出出院后的训练及护理方案。

（二）安装假肢前的护理

安装假肢时必须具备良好的残肢条件，因此截肢后残端面的围手术期康复护理和残肢的功能锻炼尤其重要。

1. 心理护理

截肢患者常表现出悲观、焦虑、不接受、自我封闭等负性心理，护理人员要帮助患者面对现实，重新树立自尊自信。向患者讲解康复的方法和时间，介绍假肢的类型、功能、应用方法、注意事项等知识，使其掌握假肢的应用，消除焦虑情绪，增强适应生活和工作的信心，做好安装假肢前的准备工作。

2. 残端肢体塑形

（1）抬高患肢远端，以促进血液循环，消除残肢肿胀。

（2）残肢使用弹力绷带包扎，每隔3~4小时放松30～60分钟，松紧以放入两指为宜，注意不可在残端近端加压，以免远端缺血引起疼痛、水肿。

（3）教会患者和家属正确的包扎方法，保持截肢后残肢的正确体位，防止关节挛缩畸形。

3. 残肢皮肤护理

（1）保持皮肤清洁。

（2）适当给予拍打、叩击、挤压等感觉刺激，增加残肢皮肤耐受力和耐磨性，以适应假肢并保证其长时间使用。

（3）残端面有小血疱发生时，低位抽出血疱液并保留疱皮，用聚维酮碘溶液进行局部消毒。

（4）不可用肥皂清洗残肢，局部不可使用护肤产品，避免刺激皮肤而导致皮肤炎症。

4. 加强营养

良好的营养状况是保证截肢术后伤口愈合、尽早进行残肢训练的基础。嘱患者摄入高蛋白、高能量、富含维生素和铜、铁、锌等元素的食物，以保证截肢术后伤口早期愈合；加强健侧肢体的活动，改善血液循环，促进营养吸收。

5.残肢功能锻炼

目的：使残肢肌肉发达，肌力增强，以获得足够的力量来操纵、控制假肢；改善残肢上位关节活动范围，消除挛缩；消除残肢水肿，增强残肢皮肤弹性；提高身体平衡感觉，增强健侧上下肢和躯干的肌力。

（1）锻炼肌力基本方法：①下肢伸肌锻炼，患者取仰卧位，残肢下垫一软枕，嘱患者使残肢向下尽量将软枕压扁并坚持15~20秒。②下肢屈肌锻炼，患者仰卧，健肢屈髋屈膝，双手抱住健侧膝盖，将残肢尽量屈曲坚持15~20秒。③下肢内收肌锻炼，患者仰卧或俯卧，双腿间夹一软枕，嘱患者使残肢尽量内收将枕头压扁并坚持15~20秒。④下肢外展肌锻炼，患者仰卧或俯卧，每次使残肢尽量外展并坚持15~20秒，10~15个/次，3~4次/天，以符合患者的耐受程度为宜。

（2）局部手法按摩和残肢的抗阻力运动：改善静脉及淋巴瘀滞，降低残端综合征的发生率；增加本体感觉神经冲动的输入，使大脑经常保持对有关肌肉的支配；行肌力评定，为安装和使用假肢做好准备，肌力达到4级以上可安装假肢。

6.残端幻肢痛的护理

幻肢痛是主观感觉已被截除之肢体依然存在，并有剧烈疼痛的幻觉现象，90%~95%截肢术后患者出现该症状。

（1）每日对患者残端肢体进行脱敏疗法以缓解幻肢痛，向心按摩、均匀压迫、拍打残端、残端蹬踩，并逐渐增加残肢的负重。利用粗糙的毛巾对患者残端进行螺旋性的感觉训练，3~4次/天，15~30分钟/次，减少对幻肢痛的敏感性及促进血液循环。

（2）随着假肢的安装，患肢感觉减弱或消失。越早穿戴假肢，幻肢痛的缓解越好。

（三）安装假肢后的护理

1. 观察残端情况

注意观察残端肿胀情况，并抬高残肢远端；观察疼痛程度及性质，给予针对性处理；观察局部皮肤变化、残肢近端关节活动范围、幻肢痛情况、心肺功能情况等。

2. 假肢的穿戴

1）残端保护：为使患者能够长期穿戴和使用假肢，要特别重视对残端的保护。残端一旦碰伤，患者不能穿戴假肢，且影响和限制活动。

（1）注意残端皮肤变化，尤其要注意皮肤的颜色和疼痛情况，发现皮肤有异常，应及时修整接受腔，避免局部皮肤压伤。

（2）观察残端瘢痕情况：残端瘢痕愈合部位不当，既影响皮肤移动又极易造成碰伤，应注意接受腔的适配和软衬套的使用，必要时需手术解决。

（3）保持残端清洁：每日仔细清洗残肢，并保持残端干燥，残肢衬套必须每日换洗。

（4）及时处理残端伤口，特别是局部循环障碍的患者，伤口难愈合，碰伤后应及时处理，避免伤口扩大、感染。

（5）保证接受腔适配：使用多个残肢套自行调节，残肢套宜选用纯棉制品，一般在薄的残肢套上再套一层厚的残肢套，但应注意用残肢套调整残肢粗细，最多不能超过三层。如用三层残肢套仍不能与接受腔适配，则应更换接受腔。

2）假肢穿戴前先在残肢上涂上滑石粉，然后套上残肢袜，局部要理平，或用布带、丝带缠绕在残肢上，再将残肢穿进假肢接受腔内。需特别注意的是开始穿戴假肢时，每隔1小时左右需检查残端皮肤有无发红。

3.假肢的维护

截肢者需要经常穿用假肢，为保证假肢功能正常、使用灵便且寿命延长，应做好假肢的维护。

1）接受腔的维护

（1）保持接受腔内表面的清洁，指导截肢者每日至少晚上睡前将接受腔内面擦拭干净。

（2）接受腔内的衬套或衬垫等应经常擦洗、晾干，PE材质的软衬套可直接用温水清洗，如为皮革材质则可用手巾浸湿肥皂水擦拭后自然晾干。

（3）注意接受腔有无裂纹。

（4）当接受腔松弛时，先采用增加残肢袜套的方法解决（不超过三层），如仍过松，可在接受腔四壁粘贴一层毛毡解决，必要时更换新的接受腔。

2）结构件的维护

经常检查踝轴螺丝及皮带的固定螺丝、铆钉，及时紧固；金属轴不灵活或发生响声时，要及时加注润滑油；发现异常时，及时查清原因，进行相应维修处理。

3）装饰外套的维护

注意保护，防止硬物碰撞，一旦出现小的破损时应及时加以粘补、维修。

4.功能锻炼

1）指导患者早期进行康复训练。无假肢禁忌证的患者术后24小时即可开始床上活动；安装临时假肢者术后24小时即可下地逐渐站立、负重，1周后练习行走。

2）坚持各关节全范围活动和增强肌力锻炼，既可预防失用性肌肉萎缩、关节畸形，又能为康复创造条件。

3）假肢训练：目的是为了负重及改善步态，训练内容包括穿戴假肢、平衡站立、单侧支撑、练习行走、上下台阶或斜坡、越过障碍物等。

（1）站立平衡训练：可练习双下肢站立、健肢站立平衡、假肢侧站立平衡，可在平衡杠内进行，包括前后左右的重心移动、膝关节交替屈曲等基本立位动作训练。

（2）迈步训练：患者经平衡训练后已具备较好的平衡稳定能力，可练习迈步。先是向前迈步、假肢侧迈步，过渡到假肢侧站立、健肢迈步，然后练习横向跨步和后退。

（3）步行训练：可用拐杖或步行器辅助，最后到独立行走，再进行转弯上下台阶和斜坡、过障碍物的训练。可在镜前观察假肢行走的步态，及时纠正不良姿势和步态。常见的不良步态有：侧倾步态，步行时上身向假肢侧倾斜；画弧步态，假肢在摆动中向外侧画圆弧；步幅不均，步行时假肢侧与健肢侧步幅不等。

（4）各种日常生活训练：如弯腰拾物、搬取物体、倒地后站起等生活实用动作。此外，还需练习在高低不平的路上行走，以及跨越窄沟、障碍物的训练等。

（5）制订康复训练计划，指导患者锻炼的注意事项，要循序渐进，动作由易至难、次数由少到多。坚持长期训练，使动作逐渐熟练，养成良好姿势习惯。

5. 生活自理能力下降的护理

（1）安装好假肢后，穿裤时应先患侧后健侧，脱裤时先健侧后患侧，穿轻便、防滑运动鞋。

（2）将患者安置于专门病房，教会患者洗澡和如厕方法，并给患者讲解家庭浴室改造的重要性。

（3）教会患者正确使用康复用具行走、上下楼梯等，提高患者的自我护理能力；每周评定患者生活自理能力，根据结果进行相应的围手术期康复护理。

6. 自我形象紊乱的护理

除提供医疗帮助性支持、情绪性支持和信息支持外，使患者能准确评价自身以提高社会适应能力亦十分重要。

（1）了解患者生理需要及心理问题，认真做好各项护理操作，减轻疼痛；介绍相似患者的康复效果，让其正视现实，克服自卑、自弃心理，平静地接受康复治疗。

（2）可通过穿着长裤遮盖假肢，以维护自身形象。

（3）联合家属充分了解截肢患者对自身身体外形的认知程度和社会活动的情况，采取相应的干预措施，帮助患者重塑自我形象，增强患者的社会功能。

7. 并发症的观察及护理

（1）残端溃疡或窦道：残端长期受压造成血液循环不良，或因假肢接受腔受力、对线不正确造成磨损，可引起压迫性溃疡；窦道的形成多因感染后伤口深部有异物存在，如粗丝线头、死骨等，影响假肢装配。一旦发生，应根据情况，清除异物、处理伤口或再次截肢。

（2）滑囊炎：主要由长期磨损引起，一旦发生，予以对症处理。

（3）皮炎：假肢接受腔内因通气不佳、潮湿、残肢卫生条件差等，可导致细菌和真菌感染而引起毛囊炎或皮肤癣。应做好假肢的维护，保持接受腔内清洁、干燥。

8. 出院后健康指导

（1）出院前教会患者及家属正确的围手术期康复护理方法，告知患者需合理安排训练和休息时间，训练应循序渐进，不可急于求成，以避免跌倒等意外事件的发生。

（2）嘱患者合理膳食，加强营养，以增强体质。定期复查，以及时发现问题，及时处理。

（3）建立畅通的医护患沟通平台，加大围手术期康复护理交流，鼓励医护患三方共同参与，促进患者及家属掌握健康知识，增强患者自我管理能力。

（龙思涵　陈本会）

第四章

围手术期康复护理的功能评定

第一节　感觉功能评定

一、基本概念

（一）感觉

感觉是人脑对直接作用于感受器的客观事物的个别属性的反映，个别属性有大小、形状、颜色、坚实度、温度、味道、气味、声音等。通过感觉器官（感受器）、神经传导通路和皮质中枢三部位的协调活动来完成。

（二）感觉的分类

感觉分为一般感觉、特殊感觉。其中躯体感觉是康复评定的主要对象。

1.特殊感觉

包括视、听、嗅、味等。

2. 一般感觉

（1）浅感觉：触觉、痛觉、温（度）觉、压觉，是皮肤和黏膜的感觉。

（2）深感觉：又称本体感觉，包括关节觉（位置觉、运动觉）、震动觉，是刺激肌腱、肌肉、骨膜和关节的本体感受器（肌梭、腱梭）产生的感觉。

（3）复合感觉：实体觉、两点辨别觉、定位觉、图形觉、重量觉、质地觉等，是大脑综合分析和判断的结果，也称为皮质感觉。

二、感觉功能评定

足踝部的神经损伤很常见，一般是神经直接受到损伤，或是其周围组织受到损伤的结果，也可能是外科手术的并发症。

（一）感觉功能评定目的

1. 帮助发现患者有无感觉障碍及感觉障碍的分布、性质、程度。

2. 借此进行病变的定位诊断，并进一步寻找病因。

3. 在感觉反馈减少的情况下，测定其对运动和功能的影响。

4. 帮助提供保护措施，预防继发性损害。

5. 帮助制订感觉训练和治疗的计划和方案。

（二）感觉评定的适应证和禁忌证

1. 适应证

（1）中枢神经系统病变：如脑血管病变、脊髓损伤或病变等。

（2）周围神经病变：如臂丛神经麻痹、坐骨神经损害等。

（3）外伤：如切割伤、撕裂伤、烧伤等。

（4）缺血或营养代谢障碍：糖尿病、雷诺现象（雷诺病）、多发性神经炎等。

2. 禁忌证

意识丧失或精神不能控制者。

（三）感觉评定的步骤

1.向患者介绍检查目的、方法和要求，取得患者的合作。

2.检查前进行检查示范。

3.遮蔽双眼。

4.先检查健侧再检查患侧。目的是在判断患者理解力的同时，建立患者自身的正常标准用于与患侧进行比较。

5.给予刺激，观察患者的反应。患者不能口头表达时，可让其用肢体进行模仿。

6.将检查结果记录在评定表中，或在节段性感觉支配的皮肤分布图中标示。

（四）感觉评定方法

1. 浅感觉

（1）触觉：让患者闭目，检查者用棉签（棉花）或软毛笔对其体表的不同部位依次接触，询问患者有无（轻痒的）感觉。检查顺序为面部、颈部、上肢、躯干、下肢。

（2）压觉：让患者闭眼，检查者用大拇指使劲地去挤压肌肉或肌腱，请患者指出感觉。对瘫痪的患者，压觉检查常从有障碍部位到正常的部位。

（3）痛觉：让患者闭目，分别用大头钉的尖端和钝端以同等的力量随机轻刺患者的皮肤（图7）。要求患者立即说出具体的感受（疼痛、疼痛减退/消失、痛觉过敏）及部位。对痛觉减退的患者要从有障碍的部位向正常的部位检查，而对痛觉过敏的患者要从正常的部位向有障碍的部位检查。

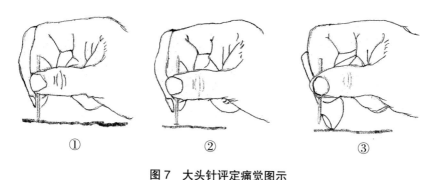

图7　大头针评定痛觉图示

（4）温度觉：包括冷觉与温觉。用装有5~10℃的冷水试管评定冷觉，用40~45℃的温水试管评定温觉（图8）。在闭目的情况下交替接触患者皮肤，嘱患者说出冷或热的感觉。管底面积与皮肤接触面不要过大，接触时间以2~3秒为宜，检查时两侧部位要对称，并进行比较。

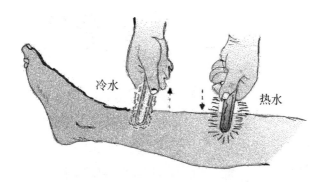

图8　小试管评定温度觉图示

2. 深感觉

（1）位置觉：患者闭目，检查者将患者手指、脚趾或一侧肢体被动摆在一个位置上，让患者说出肢体所处的位置，或用另一侧肢体模仿出相同的位置。

（2）运动觉：患者闭目，检查者以手指夹住患者足趾两侧，让患者辨别是否有运动及移动方向（向上、向下）。

（3）震动觉：让患者闭目，用每秒震动128次或256次（Hz）的音叉柄置于患者骨骼突出部位上，请患者指出音叉有无震动和持续时间，并做两侧、上下对比。

3. 复合感觉

（1）两点辨别觉：患者闭目，用特制的两点辨别尺、双脚规或叩诊锤两尖端，两点分开至一定距离，同时轻触患者皮肤（沿所查区域长轴），两点的压力要一致。让患者回答感觉到的是"一点"或"两点"。在足部，两点辨别觉并不是特别有用，因为踇趾在正常情况下能分辨间隔20 mm以上的两点。

（2）图形觉：患者闭目，用铅笔或火柴棒在患者皮肤上写数字或画图形（如圆形、方形、三角形等），询问患者能否感觉并辨认，也应双侧对照。

（3）实体觉：患者闭目，将日常生活中熟悉的某物品放于患者手中（如火柴盒、刀子、铅笔、橡皮、手表等）。让患者抚摸辨认并说出该物的名称、大小及形状等。先测患侧，两手比较。

（4）皮肤定位觉：让患者闭目，检查者用手指或棉签轻触一处皮肤，请患者用手指出受触的部位，然后测量并记录与刺激部位的距离。

（5）质地（识别）觉：分别将棉、毛、丝、橡皮等不同质地的物质放入患者手中，让患者触摸分辨，说出材料的名称（如丝绸）或光滑/粗糙。

（6）重量（识别）觉：将形状、大小相同，但重量逐渐增加的物品逐一放在患者手上，要求患者将手中重量与前一重量比较或双手进行比较后说出哪个轻或重。

（五）感觉评定的注意事项

1.向患者介绍检查目的和方法，以取得其充分合作。

2.患者必须意识清晰，认知状况相对良好。注意调整患者的注意力。房间安静，温度适宜。患者保持放松，体位舒适，检查部位暴露。

3.检查时患者一般闭目，或用东西遮上，以避免主观或暗示作用。在两个测试之间，请患者睁眼，再告诉新的指令。以随机、无规律的时间间隔给予感觉刺激。

4.皮肤增厚、瘢痕、老茧部位的感觉将有所下降，检查中应注意区别。

5.患者在回答问题时，检查者忌用暗示性提问。防止患者过度疲劳，以免其感觉阈增高。

6.先检查正常的一侧，使患者知道什么是"正常"。采取左右、近远端对比的原则。若发现感觉障碍（减退/消失或过敏等），从感觉减退/消失部位向正常部位逐步移行检查；对痛觉过敏区，要从正常部位向过敏部位逐渐移行；必要时可多次重复检查。发现异常区域后，在该区域内细查。

7.检查者必须熟练掌握脊髓节段性神经支配及周围神经感觉支配区域，按其分布的范围有的放矢地进行检查，以获得准确的结果。

8.应根据各种疾病或创伤的感觉障碍特点选择重点的感觉检查方法、部位。先检查浅感觉再检查深感觉，最后检查皮质感觉（复合感觉）。

9.有感觉障碍时需要记录障碍的类型（性质）、部位、范围和界线，其界线可用笔在皮肤上画出，最后将结果准确地描绘在感觉评定记录图上。

10.在足部神经损伤的患者中，疼痛是最主要的主诉，需了解患者疼痛的时机（运动还是休息时），疼痛的性质（刺痛、酸痛、烧灼痛、放射痛），疼痛的部位和疼痛缓解的方式，有助于判断是神经损伤的疼痛，还是其他性质的疼痛。

11.感觉的首次评定与再次评定应由同一检查者完成。

（张瑞雪）

第二节　日常生活活动能力与踝关节功能评定

一、日常生活活动定义

日常生活活动（activities of daily living，ADL）是指人们在每日生活中，为了照料自己的衣、食、住、行，保持个人卫生整洁和独立的社区活动所必需的一系列的基本活动，是人们为了维持生存及适应生存环境而每天必须反复进行的、最基本的、最具有共性的活动。

二、日常生活活动分类

ADL分为躯体的ADL和复杂性的ADL。

1.躯体的或基本的ADL（physical or basic ADL，PADL or BADL）是指患者在家或医院里每日至少所需的基本运动和自理活动。其包括生活活动，如床上活动、转移、行走、上下楼梯等；自我照顾，如穿衣、吃饭、如厕、修饰、洗澡等。

2.复杂性或工具性的ADL（instrumental ADL，IADL）是指人们在社区中独立生活所需的高级技能，常需使用各种工具，故称之为工具性ADL。其包括家务（做饭、洗衣、打扫卫生等）、社会生活技巧（如购物、使用公共交通工具等）、个人健康保健（就医、服药等）、安全意识（对环境中危险因素的意识、打报警电话）、环境设施及工具的使用（如冰箱、微波炉、煤气灶等）以及社会的交往沟通和休闲活动能力。

三、日常生活活动能力评定

（一）评定目的

确定患者能否独立及独立的程度；制订和修订治疗计划；评定治疗效果；安排返家或就业；提高护理服务质量和护理服务满意度，达到优质护理服务工作的相关要求。

（二）评定内容

ADL的内容大致包括运动、自理、交流、家务劳动和娱乐活动五个方面。目前尚无专门针对足踝损伤患者的ADL评分量表，但从基本ADL量表中可以发现，足踝损伤患者在运动、劳动、娱乐活动方面存在更多的不足。

1.运动方面

床上运动、轮椅上运动和转移、室内或室外行走、公共或私人交通工具的使用。

2.自理方面

更衣、进食、如厕、洗漱、修饰（梳头、刮脸、化妆）等。

3.交流方面

打电话、阅读、书写、使用电脑、识别环境标志等。

4. 家务劳动方面

购物、备餐、洗衣、使用家具及环境控制器（电源开关、水龙头、钥匙等）。

5. 娱乐活动方面

打扑克、下棋、摄影、旅游、社交活动等。

（三）评定方法

1. 常用 PADL 评定方法

（1）Barthel指数：Barthel指数（Barthel index，BI）评定于1965年，由美国学者Mahoney和Barthel正式发表。因其评定简单，可信度及灵敏度高，而且可用于预测治疗效果、住院时间和预后，是目前临床应用最广、研究最多的一种ADL的评定方法。评定内容包括大便控制、小便控制、修饰、如厕、进食、转移、步行、穿衣、上楼梯、洗澡，共10项日常生活活动的独立完成程度评分，总分为100分。应用Barthel指数评定对骨科住院患者进行护理，能促进骨折愈合、减少并发症、提高自理生活能力。但BI评定存在"天花板效应"，许多的残疾患者也可拿到高分，故不能对高功能性水平的患者进行残疾的评价。1989年由澳大利亚学者Shah等在Barthel指数的基础上进行更改，称为改良Barthel指数（modified Barthel index，MBI）。

根据Barthel的评分标准，将日常生活活动能力分为无须依赖、轻度依赖、中度依赖、重度依赖。评分＞60分为轻度依赖，是指有轻度功能障碍，可独立完成部分日常生活活动，需要部分帮助，方能完成日常生活活动；评分40~60分为中度依赖，是指有中度功能障碍，需要较大帮助方能完成日常生活活动；评分20~40分为重度依赖，是指有重度功能障碍，大部分日常生活活动不能完成或需要他人帮助；评分20分以下为日常生活活动完全依赖。

（2）Katz指数：Katz指数（Katz index）又称ADL指数（the index of

ADL），将ADL由难到易分为6项：进食、洗澡、更衣、如厕、移动和大小便控制。功能状态分为A、B、C、D、E、F、G 7个等级：A级完全自理；B级至F级自理能力逐渐下降，依赖程度不断增加；G级完全依赖（表2）。

表2　Katz 分级评定表

级别	评定标准
A	能独立完成以上6项
B	能完成以上6项中的任意5项
C	除洗澡和其他任意一项活动外，能独立完成其余4项
D	除洗澡、更衣和其他任意一项活动外，能独立完成其余3项
E	不能完成洗澡、更衣、如厕、移动和其他任意一项活动，余项能够独立完成
F	只能独立完成控制大小便或进食，余项不能完成
G	6项都不能独立完成

2. 常用 IADL 评定方法

（1）功能活动问卷（functional activities questionnaire，FAQ）：FAQ由Pfeiffer于1982年提出，能较好反映患者在家庭和社会中的独立程度，在IADL评定时应首选。评定分值越高表明障碍程度越重，正常标准为<5分，≥5分为异常。

（2）快速残疾评定量表（rapid disability rating scale，RDRS）：是Linn于1967年提出的，1982年进行了修订。RDRS项目包括日常生活需要帮助程度、残疾程度、特殊问题程度三大内容。①日常生活需要帮助程度：内容包括进食、行走、活动、洗澡、穿衣、如厕、整洁、修饰、适应性项目（财产管理、用电话等）。②残疾程度：内容包括言语交流、听力、视力、饮食不正常、二便失禁、白天卧床及用药等情况。③特殊问题程度：内容包括精神错乱不合作（对医疗行为持敌视态度）、抑郁等。RDRS项目共18项，每项最高得分为3分，总分最高值为54分，分值越高表示残疾程度越重，正常为0分。

（四）评定注意事项

1.首先要查看病例或了解病史及患者的基本情况。了解伤病的原因、病情发展情况及功能情况（如认知功能、运动功能、心理等），并了解患者的生活环境和在环境中的表现。

2.评定前应做好解释说明工作，使患者了解评定的目的和方法，以取得患者的理解与配合。

3.评定时以患者实际完成情况来确定ADL能力，而不是以可能或应具备该活动能力进行评分。

4.评定时所提供的帮助应尽可能少，只有需要时才给予帮助或提供辅助器具。

5.重复进行评定时应尽量在同一条件或环境下进行。

6.在分析评定结果时应考虑有关的影响因素，如患者的生活习惯、文化素养、职业、社会环境、评定时的心理状态和合作程度等。

7. BI和MBI是ADL评定及疗效判定的重要指标，但在国内使用中缺乏针对性的研究，使用混乱，甚至错误地将BI认为是MBI。因此，正确区分BI和MBI及规范其使用方法是很有必要的。

8.在康复临床中功能活动问卷评分比功能独立性评分更敏感，但并不能取代功能独立性评分，应该结合使用。

四、踝关节功能评定

为了准确地制订踝关节康复计划，医务人员需在术前、术后第1天、术后1月、术后2月、术后3月这5个时间节点对患者的踝关节进行功能评定（表3），并根据评定结果调整康复方案。

表3　AOFAS踝—后足评分系统

评价内容	分级	评分（分）
疼痛	无	40
	轻度，偶见	30
	中度，常见	20
	重度，持续	0
功能和自主活动、支撑情况	不受限，不需支撑	10
	日常活动不受限，娱乐活动受限，需扶手杖	7
	日常和娱乐活动严重受限，需扶车、扶拐、轮椅、支架	0
最大步行距离	>1 200 m	5
	800~1 200 m	4
	200~600 m	2
	<200 m	0
地面步行	任何地面无困难	5
	走不平地面、楼梯、斜坡、爬梯时有困难	3
	走不平地面、楼梯、斜坡、爬梯很困难	0
异常步态	无，轻微	8
	明显	4
	显著	0

续表

评价内容	分级	评分（分）
前 后 活 动（屈 / 伸）	正常或轻度受限（≥ 30°）	8
	中度受限（15°~29°）	4
	重度受限（＜15°）	0
后 足 活 动（内翻加外翻）	正常或轻度受限（75%~100%正常）	6
	中度受限（25%~74%正常）	3
	重度受限（＜25%）	0
踝—后足稳定性（前后，内翻—外翻）	稳定	8
	明显不稳定	0
足部对线	优：跖屈足，踝—后足排列正常	10
	良：跖屈足，踝—后足明显排列成角，无症状	5
	差：非跖屈足，踝—后足严重对线，有症状	0

总分：

结果：优（90~100分），良（75~89分），一般（50~74分），差（＜50分）。满分：100分。

（苏 陈 杨 倩）

第五章
常用围手术期康复护理技术

第一节　呼吸功能训练

呼吸是机体与外界环境进行气体交换的过程，人体不断从外界摄取氧，维持新陈代谢，同时将生物氧化过程所产生的二氧化碳排出体外。如果停止呼吸，体内储存的氧仅能维持约6分钟机体的正常代谢。正常的呼吸必须具备：完整而扩张良好的胸廓；畅通的气道；健全的呼吸肌；富有弹性的肺组织及与之相匹配的肺血液循环；调节灵敏的呼吸中枢与神经传导系统，任何一个环节的异常都可以导致通气或换气的功能障碍。

一、呼吸功能训练定义与目的

（一）定义

呼吸功能训练是指针对呼吸运动的形式、幅度、速度等进行训练，改善呼吸肌的耐力及协调性，增大肺容量及气体交换的效率，建立有效的呼吸方式的运动训练方法。

（二）训练目的

1.改善和增进膈膜及胸廓运动，形成有效呼吸模式，改善通气功能，增加肺活量。

2.改善呼吸协调控制，学会将呼吸与日常活动相协调。

3.建立"控制呼吸"的自信心，有助于精神放松。

4.帮助相关呼吸肌群放松，提高呼吸效率。

5.增加咳嗽技巧的有效性。

6.帮助患者术后呼吸道分泌物的清除。

7.防止卧床患者肺不张、肺部感染。

二、适应证与禁忌证

（一）适应证

急慢性肺部疾病，如慢性阻塞性肺疾病（COPD）、哮喘、急性呼吸窘迫、肺炎、肺栓塞等；慢性限制性肺疾病，包括胸膜炎后和胸部手术后；手术外伤导致胸部或腹部活动受限；中枢神经系统损伤后引起的肌无力；严重骨骼畸形如脊柱侧弯。

（二）禁忌证

意识障碍，无法配合训练；临床病情不稳、感染未控制；合并严重肺动脉高压或充血性心力衰竭，呼吸衰竭；近期脊柱损伤、肋骨骨折、肺部或胸腹部急性外伤出血、咯血等。

三、改善肺部通气的技术

（一）精神放松疗法

精神放松可在一定程度上减轻呼吸困难感，使身体舒适。

1. 霍夫曼法

选择一个清净的环境，采取轻松自然的姿势，使全身肌肉放松，闭上双目，做一次深呼吸，头脑里想着一幅宁静的景色，每次呼气时重复说一个对自己有特殊意义的字或词，如"安静"。静坐数分钟，感受全身放松。

2. 其他

听音乐、按摩、热水浴等。要求：自头部向脚部放松，头部放松，两肩放松，垂肩坠肘，胸部放松内含，腹部放松回收，腰部放松挺直，全身无紧张，精神放松。

（二）腹式呼吸

1. 定义

腹式呼吸主要通过膈肌的运动来完成，因此又称作膈肌呼吸，膈肌运动范围增大，将明显改善肺的通气，膈顶每下降1 cm，胸腔容积增大约250 ml，针对膈肌的训练是呼吸训练中最为基础也最重要的内容。

2. 操作方法

（1）体位：仰卧位、半卧位、前倾依靠体位等。仰卧或半卧位时膝下垫枕，膝关节屈曲，使腹肌放松。

（2）训练方法：两手分别放于前胸部和上腹部，用鼻缓慢吸气时，腹肌松弛，手感到腹部向上抬起。胸部不动，抑制胸廓运动；呼气时腹肌收缩，手感到腹部下降，增加呼气潮气量。

（3）在多种体位（坐、站）及运动状态下（行走、上楼梯）练习腹式呼吸。

要领：思想集中，全身放松，先呼后吸，吸鼓呼瘪，呼时经口，吸时经鼻，细呼深吸，不可用力（见图9）。

3. 注意事项

训练时注意呼吸节奏，过快容易导致换气过度，过慢会使患者憋气，每分钟12~18次，与正常呼吸节律相近为宜。

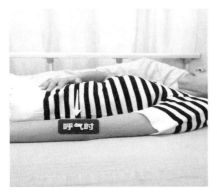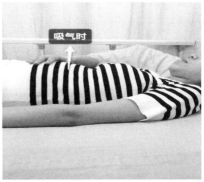

图9　腹式呼吸

（三）缩唇呼气法

1. 定义

又称作吹笛式呼吸，是指患者正常吸气后，收缩口唇缓慢呼气的方法，可以使支气管内保持一定压力。适用于慢性阻塞性肺疾病患者，降低呼吸频率，减少肺部残气量，增加潮气量，改善肺部功能。

2. 操作方法

（1）体位：半卧位、坐位。

（2）训练方法：呼气时腹部内陷，胸部前倾，口唇缩小呈吹口哨样，尽量将气呼出，延长呼气时间。吸气和呼气时间比为1：2或

1∶3，尽量深吸气慢呼气，每分钟7~8次，每次10~20分钟。

3. 注意事项

呼气时充分放松，避免腹肌收缩，治疗师可将双手置于患者腹部，判断腹肌是否有收缩，腹腔内压力增大挤压膈肌，将增大胸腔压力，同时用力呼气会增加气道乱流，进一步限制小支气管的功能。

（四）主动循环式呼吸技术

主动循环式呼吸技术是由呼吸控制（腹式呼吸）、胸廓扩张运动（深呼吸、局部呼吸）、用力呼气技术（哈气）按一定次序组成的排痰技术。

1. 呼吸控制

要求患者放松体位，保持上胸部和肩颈部放松，以正常潮气量和呼吸频率呼吸。患者经鼻吸气，再缓慢呼气。用手感觉并引导患者腹式呼吸。

2. 胸廓扩张运动

要求患者连续深呼吸，每次做不超过4个，以免头晕。患者主动鼻深吸气后稍屏气数秒，然后用口缩唇慢呼气。双手置于患者胸廓两侧，感觉并引导胸廓活动。胸廓扩张运动可以和胸壁叩击、振动、摇动技术联合运用，促进排痰。

3. 用力呼气技术

吸气后，口与声门保持张开，用力哈气，以清除气道内痰液。

4. 简单的肺功能锻炼方法

（1）吹气球法：深吸气后用最大呼气量吹气球。

（2）吹纸条法：坐位，嘴与桌上纸条高度一致，相距20 cm，缩唇缓慢呼气，使纸条向对侧移动，每次练习距离增加10 cm，直至90 cm为止。

四、咳嗽训练

（一）有效咳嗽训练

有效的咳嗽可以排除呼吸道阻塞物并保持肺部清洁，是呼吸功能训练的重要组成部分，要完成有效咳嗽需要正常的呼吸肌肌力，否则只能增加患者的痛苦和能量的无效耗费。

1.患者处于放松舒适姿势，坐位或身体前倾，颈部稍微屈曲。

2.掌握膈肌呼吸，强调深吸气。

3.治疗师示范咳嗽及腹肌收缩。

4.患者双手置于腹部且在呼气时做3次哈气以感觉腹肌的收缩，练习发"K"的声音以感觉声带绷紧、声门关闭及腹肌收缩。

5.当患者将这些动作结合时，指导患者做深而放松的吸气，接着做急剧的双重咳嗽。单独呼气时的第2个咳嗽比较有效。

训练中不要让患者借喘气吸进空气，因为这样会使耗能增加，患者更容易疲劳，有增加呼吸道阻力及乱流的倾向，导致支气管痉挛，还会将黏液或外来物向气道更深处推进。

（二）诱发咳嗽训练

1.手法协助咳嗽

适用于腹肌无力者（例如脊髓损伤或长期卧床患者）。手法压迫腹部可协助产生较大的腹压，进行强有力的咳嗽。手法可由治疗师或患者自己操作。

协助患者时，患者取仰卧位，一只手掌根部置于患者剑突附近，另一只手压在前一只手上，手指张开或交叉，患者尽可能深吸气后，治疗师在患者要咳嗽时给予手法帮助，向内、向上压迫腹部，将横膈往上推。或患者坐在椅子上，治疗师站在患者身后，在患者呼气时给予手法压迫。

患者自我操作时，将手臂交叉放置于腹部或者手指交叉置于剑突下方。深吸气后，在想要咳嗽时身体前倾，同时双手将腹部向内、向上推。

2. 伤口固定法

适用于术后因伤口疼痛而咳嗽受限者。咳嗽时，患者用双手紧紧地压住伤口，以固定疼痛部位。如果患者不能触及伤口部位，治疗师应给予协助。

（李　璐　孟　伟）

第二节　被动运动与主动运动

一、影响关节活动的因素

（一）生理因素

活动范围受骨性限制、软组织限制、韧带限制、肌肉的肌张力以及受神经支配等生理因素的影响。

1. 拮抗肌的肌张力

如髋关节外展受到内收肌张力的限制，一些痉挛型脑瘫患儿因内收肌张力过高导致外展困难而呈剪刀步态。

2. 软组织接触

如做髋、膝关节屈曲时，与胸腹部接触而影响髋、膝关节的过度屈曲。

3. 关节韧带张力

关节周围宽厚坚韧的韧带会限制关节活动范围，如膝关节伸展时会受到前交叉韧带、侧副韧带等的限制。

4.关节周围组织的弹性情况

关节囊薄而松弛的关节，其活动度较大。

5.组织的限制

当骨与骨相接触时，会限制其关节的过度活动。

（二）病理因素

1.关节及软组织疼痛

如骨折、手术后、关节炎症等引起的疼痛导致关节主动活动和被动活动的减少。

2.关节周围软组织的痉挛、挛缩或粘连

锥体系损伤导致肌肉痉挛，造成肢体肌群张力的不平衡，使肢体主动活动减少，常被动活动大于主动活动。关节或韧带损伤引起的肌肉痉挛，可致主动活动和被动活动均减少。烧伤、肌腱修复术后关节周围的肌肉、韧带、关节囊等软组织挛缩、粘连，以及严重的肌肉痉挛而致的关节挛缩，导致关节的主动活动和被动活动均减少。

3.肢体的长时间制动

肢体长时间制动后，使关节周围软组织的疏松结缔组织发生短缩变成致密结缔组织，使之失去弹性和伸缩性能，造成关节挛缩，使关节主动活动和被动活动均减少。长时间制动导致肌肉肌力下降和失用性萎缩，使关节主动活动减少。

4.其他因素

中枢神经系统病变、周围神经损伤、肌肉或肌腱的断裂引起的肌肉瘫痪或无力，导致关节主动活动的减少。

5.关节本身病变

关节炎症、异位骨化、关节内渗出或有游离体，关节的主动活动和被动活动均减少，关节僵硬时主动活动和被动活动丧失。

二、运动疗法

（一）定义

运动疗法是指徒手或应用器械等主动和被动运动，通过改善、代偿、替代的途径，来纠正伤、病、残患者功能障碍的方法。

（二）适应证

1.被动运动能引起关节挛缩等关节活动受限的伤病，如骨折复位固定后、关节脱位复位后、关节炎；患者不能主动活动肢体，如中枢神经系统损伤后、周围神经损伤后、长时间完全卧床、主动活动导致疼痛。

2.主动助力运动、肌力低于3级，患者能主动运动；各种原因所致的关节粘连或肌张力增高造成关节活动受限，患者能进行主动运动；用于改善心肺功能的有氧训练等。

3.肌力3级以上，能主动运动的患者；需要改善心肺、神经协调功能的患者等。

三、改善关节活动的技术与方法

关节活动技术根据是否借助外力分为被动运动、主动助力运动、和主动运动三种。

（一）被动运动

患者完全不用力，全靠外力来完成的运动。根据力量来源分为两种：一种是由专业训练人员来完成被动运动；一种是借助外力由患者自己来完成的被动运动，如滑轮练习、关节牵引、持续性被动活动。外力主要借助于专业训练者、康复训练器械、患者健侧肢体。适用于肌力1~3级患者。

1.关节活动范围内的运动

其是根据关节运动学原理对关节各个轴各个方向进行的被动活动。操作时要求缓慢、匀速、有控制地进行，避免冲击性运动和暴力；固定肢体近端，托住肢体远端，避免替代运动；应在无痛范围内进行，活动范围逐渐增加，以免造成损伤；每一动作重复10~30次，2~3次/天。

2.关节松动技术

关节松动技术是利用较大的振幅、低速的手法在关节的可动范围内进行的针对性很强的手法操作技术。对疼痛，活动受限、僵硬等关节功能障碍具有很好的治疗效果。关节与肌力训练技术详见表4。

表4　关节与肌力训练技术

活动部位	肌力（级）	正常活动范围（°）	患者体位		治疗师体位		方法	
			肌力训练	关节训练	肌力训练	关节训练	肌力训练	关节训练
踝关节背屈	1	0~20	健侧卧位，患侧下肢伸直	仰卧位，下肢伸展位，踝关节中立位	面向患者站立	立于患侧，一手固定患侧踝关节近端，一手托住患侧足跟	患者集中注意力，做全关节范围的背屈踝关节动作，然后复位，重复进行。1级肌力时，治疗师给予助力帮助背屈踝关节	一手固定小腿远端，一手握住足背，用前臂抵住足底，前臂用力使足向小腿方向推压

续表

活动部位	肌力（级）	正常活动范围（°）	患者体位		治疗师体位		方法	
			肌力训练	关节训练	肌力训练	关节训练	肌力训练	关节训练
踝关节跖屈	1	0~45	健侧卧位，患侧踝关节中立位	仰卧位，下肢伸展位，踝关节中立位	面向患者站立，一手固定小腿远端，一手握住足背	立于患侧	患者集中注意力，做全范围的踝关节跖屈动作，然后复位，重复进行。1级肌力时，治疗师给予助力帮助跖屈踝关节	一手固定患侧踝关节近端，一手下压足背
踝关节内、外翻	1	内翻0~35外翻0~25	仰卧位，增强内翻肌群肌力时，踝关节中立位；增强外翻肌群肌力时，关节轻度跖屈	患者仰卧位，下肢伸展位	面向患者站立，一手握住小腿远端固定在治疗床的床面上，一手握住足背	立于患侧，一手固定患侧踝关节，一手拇指和其余四指分别握住足跟两侧	患者集中注意力，做全关节范围内的内翻/外翻动作，然后复位，重复进行。1级肌力时，治疗师给予助力帮助足内翻/外翻	前臂掌侧触及足底，内翻时足跟向内侧转动，外翻时足跟向外侧转动
跗跖关节旋转	—	—	—	仰卧位，下肢伸展位	—	立于患侧，一手固定足跟，一手抓跗跖关节处	—	将跖骨先向足底方向转动，再向足背方向转动

续表

活动部位	肌力(级)	正常活动范围(°)	患者体位		治疗师体位		方法	
			肌力训练	关节训练	肌力训练	关节训练	肌力训练	关节训练
跖趾关节屈曲、伸展和内收、外展	—	—	—	仰卧位,下肢伸展位	—	立于患侧	—	一手固定关节近端,一手活动关节的远端。趾骨间关节的运动亦如此

3. 关节牵引

关节牵引是通过固定挛缩关节的近端肢体,对其远端肢体进行持续拉力牵引,使关节产生一定的分离,牵伸挛缩的周围软组织,以扩大关节活动范围的训练方法。适用于各种原因引起的关节及关节周围软组织挛缩或粘连所致的四肢和脊柱关节功能障碍者。

4. 牵伸技术

牵伸技术是指拉长挛缩或短缩软组织,改善关节活动范围的治疗方法,常利用治疗师的手法、训练器械、患者自身重量或体位等方法进行牵张。

5. 持续被动活动(CPM)

CPM是利用持续被动活动训练器械,使手术后的肢体进行早期、无疼痛范围内的被动活动。CPM的应用越来越广泛,主要用于防治制动引起的关节挛缩,促进周围软组织的修复,改善局部血液和淋巴循环,促进肿胀的消退,缓解疼痛等。

1)CPM的适用范围:四肢骨折术后(特别是关节内或干骺端骨折

切开复位内固定术后）、人工关节置换术后、关节软骨损伤、关节囊切除或关节挛缩粘连松解术后、关节成形及引流术后、关节滑膜切除术后、关节镜术后、韧带重建术后等。

2）仪器设备：选用各关节专用的持续被动运动训练仪器，该仪器由活动关节的托架和控制运动的装置两部分组成。常用的有针对上肢、下肢、手指等外周关节的专门仪器。

3）操作方法与步骤

（1）开始训练的时间：可在术后即刻进行，即便手术部位敷料较厚时，也应在术后3天内开始。

（2）将要训练的肢体放置在训练器械的托架上，固定。

（3）开机，选择活动范围、运动速度和训练时间。

（4）关节活动范围：在术后早期先从小角度开始活动，多从20°~30°开始，可根据患者的耐受程度每日渐增，直至最大关节活动范围。

（5）运动速度：开始的运动速度为每1~2分钟做一个运动周期。

（6）训练时间：根据不同的程序，使用的训练时间不同，每次训练1~2小时，也可连续训练更长时间，根据患者的耐受程度选定，1~3次/天。

（7）训练中密切观察患者的反应及持续被动运动训练器械的运转情况。

（8）训练结束后，关机，去除固定，将肢体从训练器械的托架上放下。

4）注意事项

（1）术后伤口内如有引流管时，要注意运动时不要影响引流管。

（2）手术切口如与肢体长轴垂直，早期不宜采用器械被动关节活动训练，以免影响伤口愈合。

（3）训练中如同时使用抗凝治疗，应适当减少训练时间，以免出现局部血肿。

（4）训练程序的设定应根据外科手术方式、患者反应及身体情况加以调整。

5）CPM优点：CPM与一般被动运动相比，其特点是作用时间长、运动缓慢、持续稳定，与主动运动相比CPM不引起肌肉疲劳，可长时间持续进行，且关节受力小，可在关节损伤或炎症的早期应用。

（二）主动助力运动

在外力辅助下，患者主动收缩肌肉来完成的运动。主动助力可以来自于治疗师、器械、患者健侧肢体、水的浮力或引力等。此运动是被动运动向主动运动的过渡形式。

训练时，助力常加于运动的开始和终末，并随病情好转逐渐减少；训练中应以患者主动用力为主，并做最大努力，任何时间均只给予完成动作的最小助力，以免助力替代主动用力；关节的各方向依次进行运动：每一动作重复10~30次，2~3次/天。主动助力运动训练可逐步增强肢体的肌力，建立协调动作模式。常用的有器械练习、悬吊练习和滑轮练习。①器械练习以器械为助力，利用杠杆原理，带动活动受限的关节进行活动。应用时应根据病情及治疗目的，选择相应器械，如体操棒、火棒、肩轮、肩梯、肋木，以及针对四肢关节活动障碍而专门设计的练习器械，如肩关节练习器、肘关节及前臂练习器、腕关节练习器、踝关节练习器等。器械练习可以提高患者治疗的兴趣，提高患者治疗的积极性和疗效。②悬吊练习利用挂钩、绳索和吊带组合将拟活动的肢体悬吊起来，使其在去除肢体重力的前提下进行主动运动，类似于钟摆样运动。悬吊练习的固定方式可以分为两种，一种是垂直固定，固定点位于肢体重心的上方，主要用于支持肢体；另一种是轴向固定，主要是使肢体易于活动。③滑轮练习利用滑轮和绳索，以健侧肢体帮助对侧肢体的活动。肌力助力训练方法详见表5。

表5　肌力助力训练方法

活动部位	肌力（级）	正常活动范围（°）	患者体位	治疗师体位	方法
踝关节背屈	2～3	0~20	健侧卧位，患侧下肢伸直	面向患者站立	2~3级肌力时，只固定小腿远端，不给予背屈踝关节的助力
踝关节跖屈	2～3	0~45	健侧卧位，患侧踝关节中立位	面向患者站立，一手固定小腿远端，一手握住足背	2~3级肌力时，只帮助固定小腿远端，不给予跖屈踝关节的助力
踝关节内、外翻	2～3	内翻0~35 外翻0~25	仰卧位，增强内翻肌群肌力时，踝关节中立位；增强外翻肌群肌力时，踝关节轻度跖屈	面向患者站立，一手握住小腿远端固定在治疗床的床面上，一手握住足背	2~3级肌力时，只固定小腿远端，不给予足内翻/外翻的助力

（1）自我辅助关节活动技术：患者坐位，患侧腿呈"4"字形置于健侧膝关节上方，用健侧手帮助患侧踝关节做背屈、跖屈、内翻、外翻，跖趾关节的屈伸、收展等运动。

（2）器械辅助关节活动技术：改善踝关节活动度的器械常选择踝背屈、踝跖屈练习器。

（三）主动运动

患者主动用力收缩肌肉完成的关节运动或动作，以维持关节活动范围的训练。主动运动可以促进血液循环，有温和的牵拉作用，能松解疏松的粘连组织，牵拉挛缩不严重的组织，主要用于治疗和防止关节周围软组织挛缩与粘连，保持关节活动度。最常用的是各种徒手体操，根据患者关节活动受限的方向和程度，设计一些有针对性的动作。主动运动时动作宜平稳缓慢，尽可能达到最大幅度，用力到引起轻度疼痛为最大限度，达最大活动范围后维持数秒；关节的各方向依次进行运动；每一动作重复10~30次，2~3次/天。

1. 踝泵运动

体位：仰卧位，下肢伸直位。

方法：患者用力、缓慢、全范围屈伸踝关节，5分钟/组，每一动作重复10~30次，2~3次/天，以患者耐受为主。

2. 踝关节跖屈与背屈运动

体位：仰卧位，下肢伸直位。

方法：患者最大限度地跖屈或背屈踝关节，保持5秒以上，可反复练习，以患者自己耐受为宜。或指导患者足底抵在床头上，用适当的力量去蹬；每一动作重复10~30次，2~3次/天，以患者耐受为主（图10、图11）。

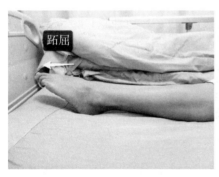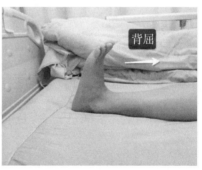

图 10　踝关节跖屈运动　　　　　　图 11　踝关节背屈运动

3. 内翻、外翻运动

体位：仰卧位，下肢伸直位。

方法：患者最大限度地向内或向外旋转踝关节，保持5秒以上，可反复练习，每一动作重复10~30次，2~3次/天，以患者自己耐受为宜

（图12、图13）。

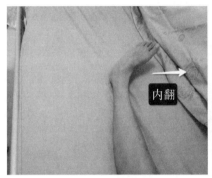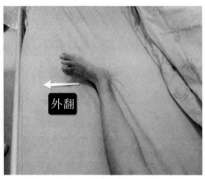

图 12　内翻运动　　　　　　　　　　图 13　外翻运动

（李　璐）

第三节　日常生活活动能力训练

日常生活的能力是决定患者康复程度以及早日回归社会的重要因素，我们必须引起足够的重视，同时要向患者讲解日常能力训练的重要性。

一、日常生活活动能力训练的概念

日常生活活动（ADL）是维持一个人日常生活所必需的基本活动。日常生活活动有广义和狭义之分，广义的日常生活活动是指人们为了达到独立生活而每天必须反复进行的活动，既包括基本的日常生活活动（如衣、食、住、行、个人卫生等活动），还包括人与人之间的交往能力，经济上、社会上、职业上达到独立的一些活动（如打电话、购物、乘坐交通工具等）。狭义的日常生活活动指基本的日常生活活动。具体详见表6。

表 6　PADL、IADL 区别

项目	PADL	IADL
反映的运动功能	粗大的运动功能	精细的运动功能
内容	以躯体功能为主	含躯体功能、言语、认知功能
适用对象	较重的残疾患者	较轻的残疾患者
应用范围	主要在医疗机构	主要在社区和老年人
敏感性	低	高

以改善或恢复这些活动能力为目的而进行的一系列针对性的训练，称为日常生活活动能力训练（ADL训练）。它是康复治疗中的非常重要的内容之一，具有功能障碍的患者要重新生活就必须从最简单的、基本的日常生活活动开始。

二、日常生活活动能力训练的目的

1.建立患者的自我康复意识，充分发挥其主观能动性，提高其自信心，重建独立生活的激情。

2.建立或维持患者基本的日常生活活动，调动并挖掘其自身潜力，使其达到生活自理或把对他人的依赖程度降至最低。

3.进一步改善患者的躯体功能，包括关节的灵活性、机体的协调性与平衡能力，以适应日后回归家庭、重返社会的需要。

4.通过在日常生活环境中进行训练，并对特定动作进行分析，找出患者存在的主要问题，提出解决问题的方法，并给予患者使用辅助具或自助具方面的建议，使其在辅助型装置帮助下达到最大限度的生活自理。

5. ADL的评定方法

Barthel指数评分结果：满分100分，100分无须依赖，60分以上者为轻度依赖，生活基本自理；40~60分者为中度依赖，有功能障碍，生活需要帮助；20~40分者为重度依赖，生活依赖明显，20分以下者生活完全依赖。这一评分应用广泛、可信度高、灵敏度高，而且可作用于预测治疗效果、住院时间和预后。具体详见表7。

表7　Barthel 指数评定项目所附分值

日常活动项目	独立（分）	部分独立，需部分帮助（分）	需极大帮助（分）	完全不能独立（分）
进食	10	5	0	0
洗澡	5	0	0	0
修饰（洗脸、梳头、刷牙、刮脸）	5	0	0	0
穿衣（包括系鞋带）	10	5	0	0
控制大便	10	5	0	0
控制小便	10	5	0	0
如厕	10	5	0	0
床椅转移	15	10	5	0
行走（平地行走45 m）	15	10	5	0
上下楼梯	10	5	0	0

三、日常生活活动能力训练的原则

1.了解患者及家属对日常生活能力训练的要求，调动其积极性。

2.了解患者自身功能水平，找出问题，提出相应的训练目标。

3. ADL训练以患者目标为中心，满足患者社会角色与个人需求。

4. ADL训练应由易向难，突出重点。训练过程中可分解动作，再结合起来整体练习。

5. ADL训练可与患者日常作息时间相吻合，并且在家庭中训练最为合适。

6. ADL训练可配合其他功能锻炼进行，以促进患者机体体能的恢复、增加关节活动度、增强肌力、提高动作的协调性。

四、足踝患者日常生活活动能力训练方法

（一）足踝患者床上活动

1. 足踝患者床上翻身

（1）健侧向患侧翻身：患者健侧下肢屈髋、屈膝用力蹬床面，身体向患侧转动，完成翻身动作。

（2）患侧向健侧翻身：患者患侧下肢屈髋、屈膝，患侧膝部向健侧肢体用力下压，同侧上肢向健侧摆动，带动骨盆转动，完成翻身动作。

注意：患者首次不能完成者，可指导协助完成动作；术后早期，患者翻身时患侧足踝部避免用力。根据术后恢复情况，指导足踝用力时间、程度，可逐渐用力。

2. 足踝患者床上卧位移动

（1）床上横向移动

单侧足踝患者：健侧下肢屈髋、屈膝，足部用力蹬床面，双手撑于床面用力向左或向右移动躯体，使用健侧下肢协助患侧下肢向左或向右移动，完成床上横向移动。

双侧足踝患者：双侧上肢撑于床面用力向左或向右移动躯体，双腿绷直，足跟作用于床面，向左或向右移动臀部，双下肢抬离床面向

左或向右移动，完成床上横向移动。

（2）床上纵向移动

单侧足踝患者：健侧下肢屈髋、屈膝，足部用力蹬床面，双手撑于床面用力向上或向下移动躯体，使用健侧下肢协助患侧下肢向上或向下移动，完成床上纵向移动。

双侧足踝患者：双侧上肢撑于床面用力向上或向下移动躯体，双腿绷直，足跟作用于床面，向上或向下移动臀部，双下肢抬离床面向上或向下移动，完成床上纵向移动。

（二）足踝患者转移活动训练（坐位与立位之间的转移）

1.独自由坐位向立位转移

（1）单侧足踝患者：患者床边坐位，双足着地，身体重心向健侧偏移。

（2）双侧足踝患者：适用于术后恢复良好，经医生指导下地活动者双足着地，身体重心平衡于双下肢，均匀用力，可借助拐杖或助行器进行。

2.独自由立位向坐位转移

患者靠床站立，双下肢屈膝、屈髋，缓慢向后、向下移动臀部，平稳坐于床上，调整好坐姿。

3.独自从椅子或轮椅上站起与坐下

方法同上，但需注意几点：

（1）椅子应结实、牢固、椅面硬，具有一定的高度。椅子高些较低些容易站起，初始训练应选择较高的椅子。

（2）有扶手的椅子较无扶手的椅子更容易起落，站起和坐下时可利用扶手支撑。

（3）转移过程中轮椅应制动，脚踏板向两侧移开。

（三）足踝患者自我照顾训练

1. 足踝患者卧位穿脱裤子训练

1）单侧足踝患者

（1）患者坐起将患侧腿屈髋、屈膝，先将患侧裤腿穿上，拉至膝盖处，再以同样的方式穿好健侧裤腿；躺下，蹬起健侧腿，将裤子提至腰部；扣好扣子，系好腰带并整理。

（2）脱裤子顺序相反，只需躺下，用健侧腿将患侧裤腿脱下。

2）双侧足踝患者

（1）患者坐起将一侧患腿屈髋、屈膝，穿好裤腿，拉至膝盖处，再以同样的方式穿好另一侧患腿；躺下，双下肢绷直，将臀部抬离床面，将裤子提拉至腰部；扣好扣子，系好腰带并整理。

（2）脱裤子顺序相反。

2. 足踝患者坐位穿脱裤子训练

1）单侧足踝患者

（1）患者取坐位，将患腿屈髋、屈膝放于健侧腿上，双手将患侧裤腿穿上，向上提拉，放下患腿，穿好健侧裤腿，站起，将裤子提至腰部并整理好裤子，坐下并系好腰带。

（2）脱裤子顺序相反，先脱健侧，再脱患侧。

2）双侧足踝患者

（1）患者取坐位，将一侧患腿屈髋、屈膝放于另一侧患腿上，双手将裤腿穿上，向上提拉，放下患腿；用相同方法穿好另一侧患腿；站起，将裤子提至腰部并整理好裤子，坐下并系好腰带。

（2）脱裤子顺序相反。

注意：双侧足踝患者需在医生指导下进行，根据足踝负重情况决定训练时间。

3. 足踝患者穿脱袜子训练

（1）单侧足踝患者：患者取坐位，将患腿屈髋、屈膝，放于健侧腿膝盖上，双手穿好患侧袜子，放下患腿；穿好健侧腿袜子。脱袜子顺序相反。

（2）双侧足踝患者：患者取坐位，将一侧患腿屈髋、屈膝放于另一侧患腿上，双手将袜子穿上，放下患腿；用相同方法穿好另一侧患腿。脱袜子顺序相反。

4. 足踝患者穿鞋和脱鞋训练

训练方法同穿脱袜子的方法，但脚要放在地面上系鞋带。

（四）足踝患者家务劳动训练

1.单侧足踝患者做家务时，身体重心向健侧偏移，以免患腿过度负重。

2.双侧足踝患者做家务时，在医生指导下，根据足踝负重情况决定训练时间。

（李　璐）

第六章

踇疾病患者的围手术期康复护理

第一节　踇外翻患者的围手术期康复护理

一、定义

踇外翻（hallux valgus）通常也被叫作"大脚骨病"，是指踇趾向外偏斜超过正常生理角度的一种足部畸形，是目前最常见的足病之一。女性发病多于男性，男女比例约9∶15。一般认为踇趾的外翻角＞15°可诊断为踇外翻。

二、临床表现

目前我国还没有踇外翻畸形发病率或接受手术矫正的比率，但据国外杂志报道美国每年进行的踇外翻矫形手术超过20万台。踇外翻好发于成年人，女性多于男性，症状最多为疼痛，第2、3趾锤状趾以及胼胝痛，但值得注意的是畸形与疼痛不成比例，大踇趾外侧突出，且有局部疼痛，逐渐加重，影响行走，严重者会出现红肿、局部溃烂等感染表现。

三、分级

踇外翻依照严重程度可分为轻、中、重三个层次，每个层级的分发主要看踇外翻角度（HVA）和第1跖骨和第2跖骨之间的角度（IMA）而定。

正常：HVA<15°、IMA<9°。

轻度：HVA 15°~20°、IMA 9°~11°。

中度：HVA 20°~40°、IMA：11°~18°。

重度：HVA>40°、IMA>18°。

四、致病因素

主要因素有：①遗传因素；②鞋袜因素；③骨性结构异常；④肌力失衡；⑤其他因素。

五、治疗方法

踇外翻以反复疼痛为主要不适，治疗分为非手术疗法和手术疗法，根据病情选择治疗方法，均可取得较好疗效，做好预防工作非常重要。

1. 预防措施

应预防和治疗平足症。穿鞋应合适，鞋帮不宜过硬，鞋跟不宜过高，鞋头不宜过尖。

2. 保守治疗

轻度外翻、疼痛较轻者，可给予按摩，通过被动运动使足踇趾向足内侧方向推动；理疗等，可在第1、2足趾间用棉卷垫起或夜间在足的内侧缚一直夹板，使足姆趾变直。同时在沙土上赤足行走，锻炼足部肌肉或穿矫形鞋、平足鞋垫矫正平足。

3. 手术疗法

适用于疼痛严重或畸形严重者。术式根据具体病情可包括：切断足姆收肌，并将其移位于第1跖骨颈外侧；切除外侧籽骨；切除滑囊及骨赘，重叠缝合内侧关节囊，使其紧缩；第1跖骨基底部截骨术，矫正跖骨内翻；近节趾骨部分切除术（Kellers手术：适用于骨关节炎严重者）。

六、围手术期康复护理

术后康复训练指导功能锻炼以自主锻炼为主，被动锻炼为辅，注意应循序渐进，逐渐增加活动量。

（一）心理护理

消除患者的紧张焦虑的心情，调动患者的主观能动性，提高患者的适应能力，向患者有针对性地解释手术、麻醉和功能锻炼的意义及注意事项，提高患者对疾病及治疗的认识。

（二）饮食护理

鼓励患者多食富含纤维素、高蛋白饮食，多食新鲜蔬菜及水果，多饮水，忌烟酒、忌辛辣刺激性食物及易胀气食物，保持大便通畅。

（三）预防肺部感染

指导患者深呼吸，有效地咳嗽咳痰，加强呼吸功能锻炼，3组/

天，15~20次/组；每2小时协助翻身叩背1次，促进排痰。

（四）功能锻炼

1. 早期功能锻炼指导

术后当天卧床休息，严禁下地负重行走，抬高患肢，放置于高于心脏水平的高度，减轻患肢肿胀，给予冰敷，减少疼痛。待麻醉清醒后，可尝试活动踝关节。

（1）术后第1天：半卧位进食，预防呛咳。术后"Z"字形体位，以减轻关节肿胀和炎症反应，见图14。卧床期间加强功能锻炼。

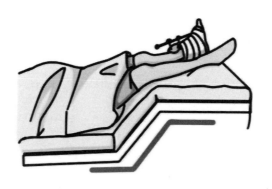

图 14 "Z"字形体位

（2）患肢踝关节运动：包括踝关节屈伸活动及踝关节旋转活动，3~5次/天，5分钟/次。足趾背屈跖屈运动：足趾主动背屈、跖屈活动各趾间关节，重点放在第1跖趾关节上，4~5次/天，5分钟/次，避免过度活动，以免引起伤口渗血、疼痛等不适。

（3）患肢肌肉等长收缩训练：每日至少3次，每次10~15分钟。

（4）术后第2~6天：开始增加患肢踝关节、跖趾关节、趾间关节功能锻炼。

2. 恢复期功能锻炼指导

（1）术后2周：指导患者进行第1跖趾关节的主、被动活动，并在加强主动活动的基础上，进行被动屈伸第1跖趾关节。用一手握住近端，并维持近端位置不动，另一手握紧第1跖趾关节远端进行关节的被动屈伸活动，3~4次/天，5~10分钟/次。

（2）术后4周：指导患者进行第1跖趾关节的主、被动功能锻炼，5~10次/天，5分钟/次，同时可以进行站立训练，可以增加跖屈肌肌肉力量。

（3）术后6周：穿宽松正常鞋或者前足减压鞋行走、站立，练习加强患者第1跖趾关节的主、被动功能锻炼，5~10次/天，10分钟/次，见图15、图16。

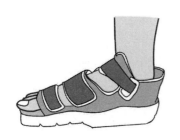

图 15　前足减压鞋

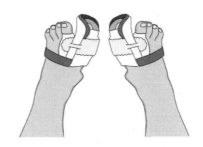

图 16　踇外翻矫正支具

（五）出院指导

1.术后3个月避免过多的行走，避免跑跳体育活动，长距离行走会有轻度肿胀，可有轻度踇趾僵硬。僵硬者加强足踇分趾功能锻炼，练习抓地。可逐步开始踝关节背屈，拉伸跟腱锻炼，鞋底要求厚底、松软。

2.术后2周伤口愈合好就可以拆线，拆线2~3天，可行足趾关节伸屈活动，但仍需绷带维持足趾伸直位。

3.指导患者进行第1跖趾关节的主、被动活动，在主动活动的基础上，进行被动屈伸第1跖趾关节。

4.主动关节活动：足趾抓毛巾，也可以在泡脚时盆内放一个毛巾进行抓握练习，见图17。

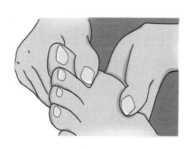 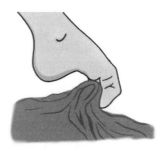

图 17　第 1 跖趾关节的主、被动活动与足趾抓毛巾运动

（江　玲）

第二节　跟内翻患者的围手术期康复护理

一、病因

1. 医源性

跟内翻有先天与后天之分，但大都为后天获得性。临床上比较少见，其中尤以跟外翻矫形并发的跟内翻，即医源性跟内翻多见。常见于跟外翻矫形术后，主要原因在于过多切除跖骨头内侧骨赘；术后长期固定跟趾于过度内翻位；过度纠正第1跖骨和第2跖骨之间的角度（IMA），使其变成0°甚至负数。

2. 创伤

引起的跖趾关节内及其附近骨折及畸形愈合。

3. 炎症

跖趾关节痛风、类风湿性关节炎等炎性疾病引起的关节结构破坏。

二、治疗方法

1. 保守治疗

轻微的无症状的畸形，可佩戴支具固定或穿特制鞋。

2. 手术治疗适应证

（1）有明显临床症状和畸形。

（2）严重影响穿鞋、行走和负重功能。

三、围手术期康复护理

术后康复训练指导功能锻炼以自主锻炼为主，被动锻炼为辅助，功能锻炼时应循序渐进，逐渐增加活动量。

（一）心理护理

保持良好的心理状态，消除患者的紧张焦虑的心情，调动患者的主观能动性，提高患者的适应能力，积极配合功能锻炼，增强自信心，愉快的心情有利于疾病的康复。

（二）饮食护理

鼓励患者多食富含纤维素、高蛋白饮食，多食新鲜蔬菜及水果，多饮水，忌烟酒、忌辛辣刺激性食物及易胀气食物，保持大便通畅。

（三）预防肺部感染

指导患者深呼吸，有效地咳嗽咳痰，每2小时协助翻身叩背1次，促进排痰。

（四）功能锻炼

1.早期功能锻炼指导

术后当天卧床休息，严禁下地负重行走，抬高患肢，放置于高于心脏的高度，使肢体舒服，持续24小时冰敷，以减少疼痛、肿胀。待麻醉消退后，可尝试活动踝关节。

（1）术后第1天：患肢肌肉等长收缩训练，每日至少5次，每次10~15分钟。

（2）患肢踝关节运动：包括踝关节屈伸活动及踝关节旋转活动，3~5次/天，5分钟/次。足趾背屈跖屈运动：足趾主动背屈、跖屈活动各趾间关节，重点放在第1跖趾关节上，4~5次/天，5分钟/次，避免过度活动，以免引起伤口渗血、疼痛等不适。

（3）术后第2~6天：增加患肢踝关节、跖趾关节、趾间关节功能锻炼。

2.恢复期功能锻炼指导

（1）术后2周：指导患者进行第1跖趾关节的主、被动活动，并在加强主动活动的基础上，进行被动屈伸第1跖趾关节。用一手握住近端，并维持近端位置不动，另一手握紧第1跖趾关节远端进行关节的被动屈伸活动，3~4次/天，5~10分钟/次，逐步增加穿矫形鞋下地行走时间。可穿前开口矫形鞋下地行走，行走保持足底平放，足部各趾尽量跖屈抓地行走，避免使足外侧着地行走。

（2）术后第4周：指导患者进行第1跖趾关节的主、被动功能锻炼，5~10次/天，5分钟/次，同时可以进行站立训练，可以增加跖屈肌肌肉力量。

（3）术后6周：穿平底、宽松正常鞋站立或行走，练习加强患者第1跖趾关节的主、被动功能锻炼，5~10次/天，10分钟/次。

（五）出院指导

1.术后3个月避免过多的行走，避免跑跳体育活动，长距离行走会有轻度肿胀，可有轻度跚趾僵硬。方法一：将一根橡皮圈套系成圈套在两趾上，轻轻向外牵拉并维持5秒钟，重复10次，每天3~4次。方法二：将一橡皮圈套在5个足趾上，尽力使足趾向外分开并维持此位置5秒钟。方法三：单足站立，足跟抬起，保持片刻后放下，反复进行，见图18。

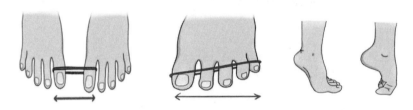

图 18　踇内翻功能锻炼方法

2.继续加强患肢功能锻炼，训练足趾外展、内收、屈、伸肌群，加强足趾训练。

3.可逐步开始踝关节背屈，拉伸跟腱，鞋底要求厚底、松软。选用鞋头宽，鞋跟不宜太高，一般不高于30 mm的鞋。

（江　玲　阚恒雪）

第三节　跖趾关节不稳定患者的围手术期康复护理

一、病因

1.各种原因引起的前足生物力学的改变，使中间跖骨承受较大应力。

2.各种跗趾病变引起跗趾负重能力的降低，使负重向外侧足趾转移。如跗外翻、跗僵硬、第1跖趾关节关节炎等。

3.中间三个跖骨活动性较少，比较稳定。如果足的内外侧柱过度活动，将使中间跖骨承受更大应力。

4.各种原因引起的足趾锤状趾等畸形，使近节趾骨背伸，向跖侧挤压跖骨头，使跖骨承受较大应力。

5.跟腱或腓肠肌肌腱挛缩，使足在步态推进时，不能足够地背伸，前足将承受更大应力。

6.跖趾关节错位，如踝关节内翻、足部力量差、足趾没有贴于地面。

二、临床表现与诊断

患者感觉前足跖侧疼痛，行走加重，非负重后多可缓解。不能穿薄的硬底鞋或高跟鞋。有时，可有跖趾关节的肿胀。多伴有跖骨头跖侧的疼痛性胼胝。检查应注意有无锤状趾，前足过度旋前、内外侧柱的不稳定，足弓状况、跟腱及腓肠肌腱挛缩等。跖趾关节肿胀，关节的活动度和稳定性下降。大部分患者压痛位于跖骨头跖侧。肌腱和跖板的损伤，压痛可位于跖趾关节远方。跖间神经瘤压痛位于跖骨头之间。跖骨压痛，应怀疑疲劳骨折的可能。类风湿关节炎患者的前足一般表现为跗趾外翻，其他足趾锤状趾畸形。对于跖趾关节的不稳定者，跖趾关节的前抽屉试验表现阳性。

三、治疗

（一）非手术治疗

1.减少活动。避免穿薄底的鞋在硬的路面长时间行走。

2.对单纯疼痛性胼胝，可磨去增厚的胼胝，可以减轻疼痛。

3. 足垫。大多数跖痛症是由于足底局部应力增加所致。使用软的足垫可缓冲局部应力。另一种足垫是将跖骨头近端撑起，从而减少跖骨头所受到的应力。

4. 穿硬的、弧形底的鞋，鞋内衬软的鞋垫，在行走时可减少前足所受到的应力，减轻症状。

5. 锤状趾畸形，可使用矫形器纠正趾间关节屈曲和跖趾关节背伸，以减轻近节趾骨对跖骨头的挤压。

6. 肌腱、关节囊、韧带损伤后引起的炎症和关节的滑膜炎，可使用理疗和封闭治疗。

7. 使用非甾体抗炎药。

（二）手术治疗

如果非手术方法治疗无效，症状逐渐加重，影响生活和工作，可以考虑手术治疗。

1.由于局部应力增加引起的跖痛症，最多采用的手术是将相应跖骨截骨，使跖骨头抬起或短缩跖骨。

2.对于锤状趾需要松解跖趾关节周围软组织，如延长伸趾肌腱，侧韧带和跖板松解。

3.由于跖骨头软骨损伤引起的关节滑膜炎，可清理滑膜、碎裂的软骨。跖骨头严重的变形需要切除跖骨头，行人工关节置换。

4.严重类风湿性关节炎的前足常有明显的跖痛症，常需要行前足重建手术。第1跖趾关节融合或关节置换，第2~5跖骨头切除。

四、围手术期康复护理

在伤口和跖趾关节相对稳定的条件下逐渐开始早期锻炼，对患者进行早期教育，使患者了解康复训练的重要性和相关训练的知识，以及并发症和一些不良反应的处理方法，为今后的康复过程创造良好的条件。

（一）术前护理

1. 术前准备

护士主动与患者沟通，了解患者的心理状况，并采取相应的护理措施，给予正确的帮助和指导，向患者及家属详细讲解相关疾病的知识以及成功的案例，术前术后的护理措施及康复治疗方案等，还可以向患者介绍手术医生的情况，以增加安全感，降低家属及患者的担忧、恐惧等心理状况。

2. 术前检查

为确保手术的安全进行，需核对术前的相关检查，比如X线片、心肺功能检查，以及相关各项检查报告。详细了解患者的相关病史，比如有无糖尿病、高血压以及心血管疾病。

3. 皮肤准备

为降低术后切口的感染率，嘱患者每日用温水洗脚或者泡脚，每天1~2次，每次时间15~20分钟，剪短趾甲等，保持患肢足趾间的干燥，注意保护皮肤的完整性，如果有损伤会增加术后的感染率，如有足癣时，及时用药物加以控制。

4. 疼痛的护理

向患者及家属讲解相关疼痛的知识，讲解镇痛方法和重要性，解除或者减轻患者由于知识缺乏对止痛药物使用误解和对手术带来疼痛的恐惧感，术前使用"超前镇痛"减轻患者恐惧的心理以及患肢带来的疼痛。

（二）术后护理

1. 伤口护理

严密观察患者的体温，术后3天体温仍超过38.5℃，可能提示有感染的发生，需要仔细检查伤口的情况，保持患者伤口敷料及床单位的清洁干燥，避免沾水或沾染污渍，避免过度摩擦，观察有无分泌物、伤口有无红肿等。如有，及时通知主管医生，严格遵守无菌操作的规程来进行更换敷料，取分泌物培养，定期复查血常规、C反应蛋白等相关检查，必要时给予抗生素治疗，预防切口感染。

2. 预防血栓

严密观察患肢的肤色、皮温、感觉运动以及是否有运动障碍。指导及协助患者行主动跖屈及主动背屈等训练，患者平卧位，患肢抬高，促进患肢的血液循环，减轻肿胀，观察敷料、绷带的松紧度，预防静脉血栓。

3. 心理护理

因长期疼痛使患者有焦虑、恐惧、烦躁等心理反应，应根据患者个体情况采取针对性护理，如启发、疏导、暗示、支持、及时与患者聊天，了解患者所想，取得患者的信任，并以分享成功案例等方式鼓励患者战胜疾病、配合治疗。

4. 疼痛护理

及时了解和关注患者的疼痛情况，让患者有效正确地描述疼痛以评分，指导患者深呼吸，听一些轻柔的音乐以及与家属聊天，分散注意力，必要时遵医嘱给予止痛药或止痛针，密切观察患者对镇痛药物的反应以及睡眠状况。

5. 饮食护理

鼓励患者多食富含纤维素、高蛋白、高维生素、高钙饮食，以保证骨质代谢的正常需要，必要时补充钙剂。要增加多种维生素摄入，如维生素A、维生素B_1、维生素B_{12}、维生素C和维生素D等。多食新鲜蔬菜及水果，多饮水，忌烟酒、忌刺激性食物及易胀气食物。平时建议饮食清淡，如多吃水果和蔬菜，合理搭配，并注意保持充足的营养。向医生咨询具体的饮食建议。平时合理配餐，注意营养的均衡性，控制体重，避免肥胖。

6. 预防压疮

术后患者需卧床，尤其应重视压力性损伤预防工作，保持患者床单、被套清洁干燥，定时协助更换体位，有条件者可使用气垫床。

7. 负重训练

一定要根据伤口及骨折愈合、内固定的情况进行，并在医生和康复治疗师的指导下进行；如果关节活动时疼痛剧烈，应降低训练强度，必要时行X线检查。

（仁珍娜姆）

第四节　第二趾成角畸形患者的围手术期康复护理

成角畸形指骨折愈合后，上下或远近骨折段纵轴线形成一定的角度，并影响功能。成角畸形常遗留伤骨长度的缩短。

一、病因及分类

（一）病因

1. 穿不合适的鞋。

2. 趾过长。

3. 邻趾畸形：蹈外翻。

4. 创伤后：肌腱损伤，骨筋膜室综合征。

5.类风湿关节炎，糖尿病。

6.神经肌肉疾病：脑瘫，小儿麻痹后遗症。

7.扁平足，高弓足，踝下垂。

8.遗传因素。

（二）分类

1. 松弛性。

2. 半僵硬性。

3. 僵硬性 。

二、治疗

（一）非手术治疗

1. 使用足垫减轻局部压力。

2. 穿宽松舒适的鞋袜。

3. 急性炎症时可用激素局部注射或理疗。

4. 应用非甾体抗炎药。

5. 局部使用角化皮肤分离药物。

6.使用支具纠正肢体不良力线。

（二）手术治疗

1. 跖趾关节挛缩

（1）软组织手术：腱帽松解，伸肌腱延长，关节囊切除，侧韧带松解，跖板松解，屈肌腱移位。

（2）骨性手术：MTPJ 成形术，跖骨截骨。

2. 锤状趾

（1）松弛性：近趾间关节成形术，单纯屈肌腱移位，人工关节置换，屈肌腱切断。

（2）僵硬和半僵硬性：近趾间关节成形术，近趾间关节融合术，人工关节置换。

3. 槌状趾

（1）松弛性：远趾间关节屈肌腱切断和关节囊切除，中节趾骨头切除。

（2）僵硬和半僵硬性：DIPJ成形术，中节趾骨切除，趾末端部分截除术。

4. 爪形趾

（1）松弛性：PIPJ成形术，PIPJ融合术，屈肌腱移位。

（2）僵硬和半僵硬性：PIPJ/DIPJ成形术/融合术，中节趾骨切除，屈肌腱移位，PIPJ成形结合DIPJ屈肌腱切断。

三、围手术期康复护理

（一）心理护理

多与患者交流沟通，了解焦虑、恐惧的情绪，加以疏导，调节患者的情绪，减轻心理压力，树立康复的信心。

（二）疼痛护理

了解患者疼痛的部位、性质、程度、持续时间等，协助患者通过听音乐、聊天、看书等方式分散注意力，以减轻或消除疼痛，对于疼痛剧烈的患者，视情况遵医嘱给予止痛药。

（三）饮食护理

鼓励患者在不违背饮食原则的情况下，多食高钙、高蛋白的饮食，以利于恢复，多食新鲜蔬菜及水果，多饮水，防止便秘。

（四）功能锻炼指导

1. 手术当天

（1）抬高患肢：放松地平躺在床上，将手术侧的下肢抬高，放置到高于心脏的高度，使肢体舒适。

（2）踝泵运动：麻醉清醒后，开始尝试活动踝关节，让踝关节做向上勾起和向下空踩的动作。

（3）疼痛耐受下尝试活动足趾，10~15次/组，每天2~3组。

2. 术后 1~3 天

增加直腿抬高练习：保证双下肢肌肉力量。下肢向上抬离床面，10~15次/组，每天2~3组，整个运动过程中不憋气。

3. 术后 5~7 天

足趾关节被动活动：可适当足趾关节被动活动训练（关节融合手术后不能被动活动融合关节）。每组3~5次，动作缓慢，逐渐增加到10~15次/组，每天2~3组。

4. 术后 2 周

（1）拆线：糖尿病患者根据情况在术后2~3周拆线。

（2）增加足趾肌力训练强度：可以使足趾抓握床单、拾起小物件等，每组10~15次，逐渐增加抓握力量，每天3~5组。

5. 术后 6 周

（1）复查X线，X线提示愈合良好，可穿硬底鞋行走。

（2）行走姿势训练：避免行走时手术足趾不负重。可以对照镜子进行练习。

6. 术后 3 月

可开始逐渐进行高强度运动，如不同路面条件下步行、快走到慢跑到快跑。鼓励患者自己完成一些日常活动，出院后坚持功能锻炼，注意合理饮食，注意钙质的补充，告知患者定期门诊随访。

（梁文懿　彭　静）

第七章
肌腱疾病患者的围手术期康复护理

第一节　跟腱疾病患者的围手术期康复护理

跟腱是人体下肢生物力学中起重要作用的肌腱。跟腱疾病是常见的肌腱病，尤其是以跟腱的退行性病变为主。跟腱是由小腿三头肌（比目鱼肌，腓肠肌内、外侧头）在足跟上方约15 cm处融合形成，主要由胶原、蛋白多糖基质和腱细胞组成的结缔组织。成人跟腱长10~15 cm，周径1~1.5 cm，由近端扁平带状过渡为远端的椭圆形，止于跟骨结节。跟腱的血供主要由胫后动脉分支提供，其次由腓动脉的分支提供。跟腱止点上方2~6 cm处血管分布相对稀疏，易发生腱性结构的缺血退变，跟腱的撕裂、断裂多发生于此段。

一、病因及分类

跟腱断裂可由直接暴力及间接暴力所致。直接暴力可见于车祸、暴力撞击。间接暴力常见于下肢运动损伤，随着年龄的增加，跟腱可发生劳损、退化，当退化的跟腱在突然频繁的用力跳跃等运动中，便容易发生断裂。根据其受伤的机制，主要分为：

1.急性跟腱断裂：受伤时间短。急性跟腱断裂又可分为：①急性开放性跟腱断裂；②急性闭合性跟腱断裂。

2.慢性跟腱断裂。

二、临床表现与紧急救护

（一）临床表现

1.疼痛

自觉足跟部疼痛，行走时更明显，无法承重，跖屈、提踵动作受限。

2.跛行

单侧跟腱断裂，可出现跛行；双侧跟腱断裂，则不能行走。

3.开放性跟腱断裂

与外伤有关。

4.辅助检查

体格检查：可触及跟腱断裂处凹陷，Thompson试验阳性。超声检查和MRI检查都可显示跟腱断裂，超声检查具有较高的敏感性，但对检查者技术要求较高。当超声显示部分断裂时，尤其是腱内连接时，只有50%的敏感性。而MRI检查对软组织敏感性较高，可比较准确地判断跟腱断裂情况。

（二）紧急救护

1.冰敷

伤后48小时以内可给予踝关节处间断冰敷，减轻软组织肿胀及出血，缓解疼痛。

2. 抬高制动

伤后予以 "Z" 字形抬高肢体，促进回心血流，减轻肿胀，患肢制动，避免损伤加重。

三、治疗方案

（一）非手术治疗

复位与固定：伤后4~6周，石膏固定、制动。固定的方法为：最大跖屈位或跖屈20°~30°，使肌腱断端维持接触，促进愈合。伤后6~12周：可调节踝关节外固定支具，之后根据病情去除外固定支具。

（二）手术治疗

1. 开放手术

肌腱缝合、肌腱延长、肌腱转位，开放手术能对断裂肌腱进行直接缝合，效果好，但易发生伤口感染及伤口皮肤坏死。

2. 经皮微创手术

切口出血少，创伤小，缺点是无法准确定位腓肠神经，有可能会损伤腓肠神经。

四、围手术期康复护理

（一）心理护理

患者受伤后，肢体出现疼痛，行动不便，影响工作、生活，对手术恐惧，又担心手术预后效果等都会给患者造成心理上的负担。

护理人员应密切观察患者的心理活动，及时对患者进行疏导，讲解相关疾病知识及预后，安慰和鼓励患者，帮助患者树立战胜疾病的信心。

（二）预防下肢深静脉血栓

受伤后，需要卧床休息，长期卧床是导致下肢深静脉血栓并发症的一个诱发因素。因此，要注意观察患者下肢的肿胀、疼痛程度等，必要时运用抗凝药物。

（三）预防压力性损伤

在卧床期间，未受伤的肢体应在床上主动活动，用翻身枕进行翻身，防止骨突处及受压的皮肤发生压力性损伤，必要时运用减压贴给予保护。

（四）饮食护理

患者如果未患其他基础疾病，指导患者进食高蛋白、低脂、清淡饮食，多食蔬菜水果，多饮水，忌烟酒，保持大便通畅。

（五）石膏护理

患者一般需要石膏固定4~6周，石膏固定期间应注意石膏绷带松紧是否适宜，石膏有无松动。

（六）再次发生断裂

跟腱修复术后，吻合的肌腱可再次发生断裂，因此要注意康复训练不要操之过急。在医生或者康复治疗师的指导下正确进行锻炼，避免跟腱发生再次断裂。

（七）康复训练

跟腱断裂的康复训练是一个循序渐进的过程，主要分为三个阶段。

第一个阶段：术后4~6周。在此之间，石膏固定，活动主要以脚的跖趾关节、大腿股四头肌训练为主：每日至少3次，10~20个/组，每次1~3组；直腿抬高训练：每日至少3次，10~20个/组，每次1~3组。

第二个阶段：术后7~12周，去除石膏固定，使用支具适当下地负重练习。在拐杖或者助行器的保护下，穿戴支具行完全负重练习。

第三个阶段：术后13~20周，行下肢肌力练习，每日至少3次，每次10~30个，负重练习的重量开始为身体体重的一半，直至全部体重。

（八）出院指导

1.保持伤口敷料清洁干燥，定期门诊换药。

2.每日坚持功能锻炼。

3.定期门诊随访。

（周亚男）

第二节　长屈肌腱疾病患者的围手术期康复护理

一、趾长屈肌腱断裂

（一）病因

趾长屈肌腱断裂通常与锐器刺伤有关，患者通常叙述有踩踏玻璃碎片或者锐器病史，导致的结果是1个或者几个足趾的跖屈力量的消失，随之发生感觉缺失。

（二）治疗

趾长屈肌腱断裂时，损伤的精确定位对于制订治疗方案非常重要。Henry结节以远的损伤使患者跖屈力量缺失，然而靠近Henry结节的损伤因为长屈肌腱的交叉附着使跖屈力量得以保留，因为残留一部分功能，所以没必要行手术修复。趾长屈肌腱损伤4~6周或者更长时间以后治疗可能导致肌腱断端吻合困难。

二、跻长屈肌腱鞘炎

（一）病因

由于患者足部过度的劳累、劳损、着凉或者外伤，导致足部跻长屈肌出现损伤，而产生的腱鞘炎是一种无菌性炎症。在临床上出现跻长屈肌腱鞘炎后，患者首先会自觉局部疼痛，影响负重行走，常抱怨肌腱狭窄区的疼痛，足趾与地面撞击，以及在跑步、跳跃、下蹲，足离地向前推进或前足站立时感觉无力。一些患者主诉听到了"啪"的声音或有撕裂的感觉并伴随着急性疼痛。踮起脚尖的时候症状会加重。而且，即使不负重时，或仅仅是重复性地跖屈踝关节或足趾时，甚至踝关节和足静息状态时也会出现疼痛，发出"咔塔"声，或发出"砰"的声音或激发趾痛。

（二）放射学检查

磁共振在初步诊断中是有价值的。

（三）治疗

1. 保守治疗

限制活动，卧床休息，局部避免着凉、劳累、劳损等不利因素，足部热敷，理疗，应用非甾体抗炎药外敷及口服治疗。

2. 手术治疗

保守治疗失败可以考虑手术介入，如跨长屈肌腱开放松解。

三、跨长屈肌腱断裂

（一）病因

跨长屈肌腱断裂损伤可以观察到足趾的自发性背屈，可能伴有趾尖端不能屈曲。患者可能有抗阻力背屈的病史或者反复进行以下运动的病史，比如足尖站立跳跃；跨长屈肌腱断裂也可以与全身性疾病、外伤、运动或舞蹈活动有关。自发性断裂的患者撕裂的感觉可能与肌腱断裂有关，撕裂是肌腱连续性破坏的主要原因。长期罹患类风湿性关节炎的患者跨长屈肌腱断裂发生率高。跨长屈肌腱损伤可以发生在肌腱走行的任何地方。根据断裂部位可以分为3区：

1区：籽骨远端至跨长屈肌腱止点之间。

2区：在籽骨和Henry结节间。

3区：Henry结节近端。

（二）围手术期护理

姆长屈肌腱断裂修复术术前护理：

（1）心理护理。

（2）足部皮肤护理。

（3）床上练习大小便。

四、术后护理及康复训练

1.术后足部敷料包扎用膝下夹板或石膏固定7~14天，保持踝关节跖屈和足趾伸直以避免跖趾关节背屈。

2.下肢抬高，促进血液及淋巴液回流，减轻肿胀与疼痛。

3避免负重。

4.拆除外固定开始功能锻炼，包括肌力训练、活动度训练和负重练习。

5.术后2周，可以进行主动屈曲。

6.术后4~6周，踝关节恢复中立位。

7.根据缝合时张力的大小，可以开始跖趾关节有限屈伸活动（通常约20°），关节维持中立位。另外可行对抗下主动内、外翻以维持肌肉功能。

8.术后12周，可去掉支具保护。

9.姆长屈肌、趾长屈肌肌力训练方法如下。

（1）肌力1~3级

患者体位：健侧卧位，患侧踝关节中立位。

治疗师体位：面向患者站立，一手固定小腿远端，一手握住足背。

方法：患者集中注意力，做全范围的踝关节跖屈动作，然后复位，重复进行。1级肌力时，治疗师给予助力帮助跖屈踝关节；2~3级肌力时，只帮助固定小腿远端，不给予跖屈踝关节的助力。

（2）肌力4~5级

患者体位：仰卧位，稍屈膝，在膝关节下方垫一枕头，踝关节中立位。

治疗师体位：面向患者站立，一手握住小腿远端固定胫骨，一手握住足跟，前臂掌侧抵住足底并向足背方向施加阻力。

等张抗阻力方法：患者抗阻力全范围跖屈踝关节，然后复位，重复进行。抗阻力训练亦可在患者站立位时进行，患者单足站立，足跟离地，保持踝关节跖屈片刻，再足跟着地，反复进行。

（马艳兰）

第三节　长伸肌腱断裂患者的围手术期康复护理

一、趾长伸肌腱断裂患者的围手术期康复护理

（一）解剖

趾长伸肌腱起源于胫骨外侧髁、腓骨前嵴、骨间膜，分别止于第2~4趾远节趾骨背侧。趾长伸肌腱作用为伸远端趾间关节以及背屈和外展足。

趾长伸肌腱在上伸肌支持带下面分为两个独立的肌腱，然后在远端继续分为外侧两个肌腱止于第4和第5趾，内侧两个肌腱止于第2和第3趾（见图19）。趾长伸肌腱在止于各个趾头前有趾短伸肌腱在外侧加入。

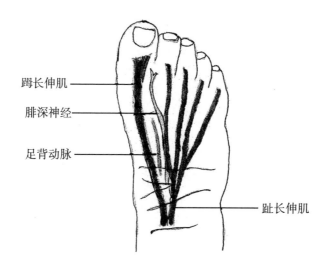

姆长伸肌

腓深神经

足背动脉

趾长伸肌

图19 趾长伸肌腱

（二）临床表现

若趾长伸肌腱断裂则第2~5趾背屈功能障碍，或第2~5趾近端趾间关节和远端趾间关节背屈力量下降。而且，因为趾长伸肌腱有外翻和背屈足的作用，所以足外翻和背屈功能受限。触诊时，可在肌腱损伤区扪及一缺损。如果在前足或关节区域不能触及趾长伸肌腱，并且发现第2~5趾背屈力量下降也可以诊断趾长伸肌腱损伤。体格检查时，其他肌腱的一些功能代偿会干扰诊断。例如，趾短伸肌能代偿趾长伸肌腱的功能。而在足的跖侧，因为趾长屈肌与长屈肌腱有交联，可以部分代偿长屈肌腱的功能。将受伤侧与对侧未受损伤的足趾对比检查可以帮助诊断。另外，将踝关节最大限度地被动背屈或跖屈并观察足趾位置也有利于诊断。被动跖屈踝关节时，若趾长伸肌腱完整，足趾应该保持在中立位或背屈位，并且此时如果被动跖屈足趾会明显感觉到趾长伸肌腱的弹性。

（三）手术治疗

手术探查裂伤时，开放伤口需要小心和全面地处理。所有的伤口都应该进行彻底的探查、清创以及充分清洗。任何异物都应该清除。探查周围的神经血管结构也非常重要，必要时可行修复和缝扎。根据损伤的具体情况注射使用抗生素、预防破伤风和制动。若伤口污染严重，应该等24~72小时再次手术探查。

（四）术后护理

1.足和踝中立位保护3~4周，并逐渐开始被动训练。

2.石膏制动结束后，患者夜间休息时可以使用保护性支具以维持中立位。

3.指导患者行足趾和踝关节被动背屈训练，以维持肌腱滑动，但不能过度牵拉修复的肌腱，在伤口愈合后可以进行辅助下主动背屈训练。

4.对抗性的训练应该根据修复情况，一般6周后进行。

5.伤口愈合后可在踝关节支具保护下进行完全负重和行走；踝关节支具有助于将肌腱维持在一个较小张力的位置。

二、姆长伸肌腱断裂患者的围手术期康复护理

（一）解剖

姆长伸肌腱起于腓骨前方中部和骨间膜，止于姆趾远节趾骨。受腓深神经支配，作用为足背屈和伸姆趾。与胫骨前肌和趾长伸肌相比较，姆长伸肌在更靠近远端的水平接受运动神经的支配。支配姆长伸肌腱的神经沿着腓骨走行大约10 cm，然后穿入肌腹。姆长伸肌腱通过趾背腱膜与近端趾骨背部相连，并且接受姆展肌和姆收肌

的加入。在踝关节水平，踇长伸肌腱在上、下伸肌支持带和趾背腱膜下方，经历三个连续的软组织通道向前移行为肌腱。这三处起着固定肌腱或防止踇长伸肌腱损伤后回缩的作用。

（二）临床表现

踇长伸肌腱经常在踝关节水平或踝及其附近出现磨损性撕裂。踇长伸肌腱可以出现自发性断裂，但是踇长伸肌腱撕裂更加常见。偶尔，踇长伸肌腱病变可伴有钙化。踇长伸肌断裂时，在皮下会出现突然的"啪"的声响。肌腱断裂处局部会出现瘀青、触痛，伴有踇趾的背屈功能障碍。严重的跖屈损伤后可以造成踇长伸肌腱断裂和踇趾趾间关节皮肤的裂伤。踇长伸肌腱断裂后一般无明显的疼痛，在踝前可触及缺损。触诊时有可能无法触及肌腱。此时由于短伸肌的存在，仍可允许趾间关节较弱的伸趾运动。因为背屈功能减弱而趾下垂，导致穿鞋或袜子时踇趾与鞋或袜子卡在一起而引起穿鞋或袜困难。赤脚走路也会因为踇趾与地面相撞而导致行走困难。这种情况下，踇趾尖端与地面产生摩擦，因为向前推进时趾不能完全抬起，导致步态紊乱，容易绊倒或摔跤。长伸肌腱损伤后功能可能部分保存，这取决于长伸肌腱损伤的位置。足背部、踝前的撕裂伤和长伸肌腱撕裂可能合并足背动脉、腓浅神经和腓深神经，以及骨前肌腱的损伤。

根据损伤部位分为6区：

1区：在远端跖骨止点处。

2区：1区和3区之间。

3区：在第1跖趾关节上方。

4区：3区和5区之间。

5区：伸肌支持带下方。

6区：伸肌支持带近端近小腿处。

（三）手术治疗

为了便于对长伸肌腱断裂进行评估，可将伤口纵向延长。需同时探查胫骨前肌腱、神经或其他神经血管束。将肌腱断端拉近，用2-0不可吸收线采用改良 Kessler或 Krackow缝合技术缝合。如果肌腱回缩，则需要在踝做一个延长的手术切口来暴露。延迟修复时可能需要肌腱移植物来桥接肌腱断端。初步修复后，可在踝关节后方使用石膏、支具固定4周。

（四）术后护理

1.当伤口基本愈合开始跖趾关节被动及辅助下主动功能锻炼。

2.在膝关节以下保持踝关节90°行石膏固定，这样可以限制关节跖屈。

3.对于依从性较好的患者最好使用可脱下的短靴，因为它允许足趾和关节进行可控制的被动背屈和辅助下主动背屈，同时限制了足趾和关节的主动背屈。

4.肌腱修复后4~8周应避免主动跖屈或主动背屈。

三、跨长伸肌、趾长伸肌肌力训练的方法

（一）肌力1~3级

患者体位：健侧卧位，患侧下肢伸直。

治疗师体位：面向患者站立，一手固定小腿远端，一手握住足背。

方法：患者集中注意力，做全关节范围的背屈踝关节动作，然后复位，重复进行。1级肌力，给予助力帮助背屈踝关节；2~3级肌力，只固定小腿远端，不给予背屈踝关节的助力。

（二）肌力4~5级

患者体位：仰卧位，稍屈膝，在关节下方垫一枕头，踝关节中立位。

治疗师体位：面向患者站立，一手握住小腿远端固定胫骨，一手握住足背并向足底方向施加阻力。

方法：患者抗阻力全范围背屈踝关节，然后复位，重复进行等张抗阻力。

（马艳兰）

第四节　胫前肌腱疾病患者的围手术期康复护理

一、解剖

胫骨前肌是背屈踝关节的主要肌肉，主要是在步态的摆动期、足跟着地期以及早期支撑期。胫骨前肌起于胫骨前方上部，胫骨外髁下方，胫骨外侧，以及骨间膜，止于第1楔骨内侧趾侧和第1跖骨趾侧基底部。在胫骨中、下1/3，胫骨前肌移行为腱，并有滑膜鞘包绕。

胫前肌腱由腓神经支配，胫骨前肌起着背屈踝关节和内翻足的作用，另外在足跟着地时控制趾屈。胫骨前肌在足跟着地期以离心模式起作用，使踝关节慢慢地趾屈直到足变平。在摇摆期其却以向心模式背屈踝关节保持前足处于下垂。胫前肌腱先天性缺如相当罕见，此时因为踇长伸肌腱和趾长伸肌腱主导踝关节背屈而容易导致爪形趾。

二、临床表现

胫前肌腱最常见的病变是肌腱变性导致的肌腱炎、肌腱断裂。常见的病变原因：

退行性肌腱炎或黏液样变性发生，可导致肌腱部分或完全撕裂（自发断裂）。

肌腱撕裂可由创伤导致，但都比较轻微；主诉中足背侧长时间的疼痛和肿胀，进而出现走路绊倒、足下垂。常发生部位在肌腱止点近端0.5~3 cm处。

临床表现包括：①腱鞘积液；②止点处骨髓水肿；③足下垂，足与地面碰撞；④畸形，容易出现肌腱炎、肌腱断裂。

三、治疗方案

（一）非手术治疗（保守治疗）

在老年患者中更为常见，保守治疗方法包括使用支具聚丙烯足踝矫形器或双侧直立支具、足踝固定、限制活动等。

（二）手术治疗

对于青年和中年的运动员来说主要选择手术治疗。

1. 缝合修复胫前肌腱

用于急性损伤，急性肌腱断裂。

2. 伸肌腱移植、肌腱转位、肌腱重建或肌腱移植桥接

用于陈旧性损伤，近侧断端明显回缩或者肌腱大段的缺损。

四、围手术期康复护理

（一）疼痛护理

制订术前、术中及术后镇痛方案，采用药物镇痛或非药物镇痛疗法。术前做疼痛知识宣教，家属参与疼痛管理。

（二）心理护理

大部分患者心理应激反应突出，常有焦虑、恐惧、烦躁等心理反应，应根据患者个体情况采取针对性护理，如启发、疏导、暗示、支持、成功案例分享等方式鼓励患者战胜疾病、配合治疗。

（三）预防下肢深静脉血栓

患者有手术创伤、长期卧床等诸多下肢深静脉血栓形成的危险因素，故应避免行下肢静脉穿刺，遵医嘱予抗凝治疗，按计划进行功能锻炼，注意观察下肢有无肿胀、感觉障碍及皮温高等异常现象。

（四）预防压力性损伤

由于患者需长期卧床，尤其应重视压力性损伤预防工作，保持患者床单位清洁干燥，定时更换体位，有条件者可使用气垫床。为减少频繁抬臀带来的痛苦，术后4~6小时即可进行健侧翻身，可平卧位、侧卧位定时更换。

（五）预防肺部感染

指导患者深呼吸及有效咳嗽咳痰，体弱及年龄偏大者可练习吹气球深呼吸，2组/天，20~30次/组；每2小时协助翻身叩背1次，促进排痰；遵医嘱予雾化吸入治疗，多饮水。

（六）预防泌尿系统感染

保持排尿通畅，鼓励患者多饮水，每日饮水量1 500~2 000 ml；保持会阴部清洁干燥；观察尿液的颜色、性状等，注意关注各项实验室检查指标。

（七）饮食护理

糖尿病患者：指导少食多餐，糖尿病饮食。

非糖尿病患者：鼓励患者多食富含纤维素、高蛋白饮食，多食新鲜蔬菜及水果，多饮水，忌烟酒、忌刺激性食物及易胀气食物，保持大便通畅。

五、术后康复指导

胫前肌腱疾病术后护理重点是功能锻炼，术后完善功能康复治疗才能获得理想效果；康复功能锻炼是一个循序渐进的过程，随着患者功能状态的改善，可过渡到独立的康复医院或亚急性护理中心，如社区康复中心、康复疗养所等，由这些医疗康复机构为出院后患者提供专业、全面的康复治疗服务。

（一）肌腱断裂修复术后锻炼方法

通过膝下石膏或者夹板将足固定在最大背屈位。术后2~3周穿戴石膏、支具鞋；为了维持肌力和防止跟腱挛缩，需行伸膝和屈膝功能锻炼，每日至少5次，每次20分钟，术后6~8周开始全范围锻炼活动，术后8~12周开始脱支具逐步行走。当能忍受时逐步开始慢跑、跳跃及剧烈的体育活动。

（二）防止跟腱萎缩

术后9~12周以膝关节、踝关节主动活动为主；术后12~16周避免跳跃、跑步及剧烈体育活动。

（三）围手术期康复护理要点

1. 护理重点

入院全面正确评估，关注患者肢体的功能、疼痛和肿胀情况.

2. 围手术期康复护理要点

下肢深静脉血栓的预防，术后早期肢体肿胀消退，开展术后康复功能锻炼。

3. 护理体会

胫骨前肌是背屈踝关节的主要肌肉，出现问题后直接影响患者的日常生活，患者常出现情绪焦虑、烦躁，护士应该进行正确的心理疏导。关注患者的睡眠质量，疼痛、肢体的活动和肿胀情况，并反馈给主管医生，做好疼痛知识宣教；术后的制动还可使肌肉发生萎缩，肌腱缩短，造成关节挛缩。所以术后早期系统、规范地指导患者功能锻炼很重要。

（四）特别关注

胫前肌腱疾病康复注重关节的活动度和肢体的功能恢复，所以康复计划和措施均以此为最终目标；遵医嘱行功能锻炼；康复方面关注物理（运动疗法和其他物理因子治疗如电、光、热、磁等）和作业治疗（各种肌肉锻炼方法、CPM、拐杖和助行器的使用等）结合，更要重视康复心理护理。疼痛纳入第五大生命体征，重视患者的疼痛也是实施康复计划的重要环节。

（五）出院宣教

1.出院后发现伤口渗血、渗液，患肢血液循环、感觉、运动异常时及时就医。

2.出院后继续行屈膝和足背屈功能锻炼，保持全范围锻炼活动主动练习。

3.术后定期门诊复查随访，根据随访结果指导功能锻炼。

（杜丹丹）

第五节　腓骨肌腱疾病患者的围手术期康复护理

一、解剖

腓骨长肌腱起源于胫骨外侧髁，腓骨头和腓骨中段外侧面，止于内侧楔骨趾侧和第1跖骨下外侧。腓骨长肌腱具有使足跖屈和外翻的作用，并维持足弓，同时可以跖屈第1跖趾关节。腓骨长肌的肌腹在腓骨短肌后外侧，在踝关节近侧移行为腱性部分。在腓骨远端水平，腓骨长肌腱在腓骨短肌腱后方，然后在跟骨滑车下方向下内侧方向走形。在跟骨腓侧骨突处，腓骨长肌急转、斜行走向足底。

二、病因

1.腓骨肌腱的病变大部分发生在外踝后方肌腱滑动的骨纤维沟中，肌腱的滑动引起对肌腱腱鞘的刺激，这种状况就是所谓的腱鞘炎。这个刺激发生在踝关节损伤后，比如踝关节外侧受到打击或踝关节扭伤。

2.在体育运动中反复的踝关节运动，比如跑和跳，会导致在骨纤维沟中的肌腱磨损和撕裂，足弓高会对骨纤维沟中的腓骨肌腱施加一个额外的张力，因而高弓足也会引起腓骨肌腱的疾患。

3.腓骨肌腱的问题通常起因于踝关节扭伤，典型的踝关节扭伤或撕裂踝关节外侧韧带，踝关节腓侧受到强力的拉伸会导致腓骨肌腱的纵向撕裂。

4.踝关节内翻扭伤也可以导致腓骨肌腱从骨纤维沟中一过性滑出引起半脱位。

5.由肌腱本身退行性改变所导致，而不是肌腱周围的炎症所致的肌腱炎。

6.伴随糖尿病或甲状旁腺功能亢进可导致非创伤性腓骨长肌或腓骨、跖骨断裂。

三、临床表现

1.踝关节外侧部分或紧邻外踝后方区域疼痛。

2.活动加重，休息缓解。

3.外踝后方或下方肿胀。

4.沿着肌腱施压，患者会更加疼痛。

四、治疗方案

（一）非手术治疗（保守治疗）

休息和保护受伤的肌腱。穿短腿行走靴2~4周制动足和小腿；使用热敷、冷敷和超声治疗来减轻疼痛和肿胀；口服消炎止痛药帮助缓解疼痛和肿胀。

（二）手术治疗

1. 肌腱松解术或腓骨腱鞘切除术

用于治疗腱鞘疼痛并有炎症（比如腱鞘炎）。

2. 清创术

用于治疗肌腱变性。

3. 肌腱修补术

用于治疗腓骨肌腱变性致纵向劈裂。

五、围手术期护理

（一）疼痛护理

预见性评估疼痛，制订术前、术中及术后镇痛方案，采用药物镇痛或非药物镇痛疗法；术前疼痛知识宣教，家属参与疼痛管理。

（二）心理护理

大部分患者心理应激反应突出，常有焦虑、恐惧、烦躁等心理反应，应根据患者个体情况采取针对性护理，如启发、疏导、暗示、支持、成功案例分享等方式鼓励患者战胜疾病、配合治疗。

（三）预防下肢深静脉血栓

患者有手术创伤、长期卧床等诸多下肢深静脉血栓形成的危险因素，应避免行下肢静脉穿刺，遵医嘱予抗凝治疗，按计划功能锻炼，注意观察下肢有无肿胀、感觉障碍、皮温高等异常现象。

（四）预防压力性损伤

由于患者需长期卧床，尤其应重视压力性损伤预防工作，保持患者床单位清洁干燥，定时更换体位，有条件者可使用气垫床。为减少频繁抬臀带来的痛苦，术后4小时即可进行健侧翻身，可平卧位、侧卧位定时更换。

（五）预防肺部感染

指导患者深呼吸及有效咳嗽，体弱及年龄偏大者行呼吸功能锻炼20次/天，20~30分钟/次；每2小时协助翻身叩背1次，促进排痰；遵医嘱予雾化吸入治疗，多饮水。

（六）预防泌尿系统感染

保持排尿通畅，鼓励患者多饮水，每日饮水量1 500~ 2 000 ml；保持会阴部清洁干燥 ；观察尿液的颜色、性状等，注意关注各项实验室检查指标。

(七）饮食护理

指导糖尿病患者少食多餐，糖尿病饮食；鼓励患者多食富含纤维素、高蛋白饮食，多食新鲜蔬菜及水果，多饮水，忌烟酒、忌刺激性食物及易胀气食物，保持大便通畅。

（八）康复训练

1. 肌腱清创、修复术后

非负重膝下石膏固定足于中立位，矫形靴固定患足于10°~20°跖屈位以减少肌腱重建处的张力；要求患者足不负重3周，水肿和疼痛减轻后在石膏或支具保护下，允许用足后跟踝固定脚踏车锻炼，足踝的运动幅度练习可以在第3周开始；术后2周开始踝关节活动范围训练；术后8周开始渐进力量训练。

2. 腓骨肌腱鞘切除术后

膝下非负重石膏或夹板将足踝固定于中立位；术后2周使用膝下行走石膏或支架；术后2~4周开始关节活动和物理治疗，同时开始力量训练。

六、围手术期康复指导

（一）护理重点难点剖析

1. 护理重点

入院全面正确评估，关注患者肢体的功能、疼痛和肿胀情况，以及正确地评估和及时地处理。

2. 围手术期康复护理要点

下肢深静脉血栓的预防，术后早期肢体肿胀消退，开展术后康复功能锻炼。

3. 护理体会

腓骨肌腱是维持足弓的肌腱，腓骨肌腱出现问题后直接影响患者的日常生活，患者常出现情绪焦虑、烦躁；护士应该进行正确的心理疏导。关注患者的睡眠质量、疼痛、肢体的活动和肿胀情况，并反馈给主管医生，做好疼痛知识宣教；术后的制动还可使肌肉发生萎缩，肌腱缩短，造成关节挛缩，所以术后早期系统、规范地指导患者功能锻炼很重要。

（二）康复护理实施体会

腓骨肌腱疾病康复注重关节的活动度和肢体的功能恢复，所以康复计划和措施均以此为最终目标。遵医嘱行功能锻炼；康复方面关注物理（运动疗法和其他物理因子治疗如电、光、热、磁等）和作业治疗（各种肌肉锻炼方法、CPM、拐杖和助行器的使用等）结果，更要重视康复心理护理。疼痛纳入第五大生命体征，重视患者的疼痛也是实施康复计划的重要环节。

随着康复医学的迅猛发展，骨科康复团体逐渐有越来越多的康复师加入，由骨科医生、康复医生/康复师、骨科专科护士、患者和家属组成骨科康复团队成为普遍现象是我们共同的愿望。

（杜丹丹）

第八章

踝关节手术患者的围手术期康复护理

第一节　踝关节融合术患者的围手术期康复护理

踝关节融合术是一种导致关节骨性强硬的手术。由于踝关节属于滑车关节，容易发生松动和扭伤；当足过度跖屈内翻时，易损伤距腓前韧带及跟腓韧带。当踝关节强直时，无疼痛及明显畸形，仍可步行和完成各种劳动，且手术对外观无甚影响，融合后丧失的功能可由跗中关节部分代偿，故术后效果多较满意，容易为患者接受。

一、手术目的

踝关节融合术的目标是建立无痛且能负重的跖行足，足与胫骨或小腿之间的力线十分关键。理想的力线应为踝关节处于屈伸中立位、外翻<5°、中立或轻微外旋。踝关节融合术的主要目的是终止病变，解除疼痛，纠正畸形并提供关节稳定的有效手段，虽然其存在一定的弊端，如不愈合和畸形愈合会影响疗效，但是仍被视为严重受损踝关

节的标准治疗方法。

二、适应证及禁忌证

（一）适应证

踝关节终末期原发性骨关节炎、创伤性关节炎、风湿性关节炎及化脓性关节炎伴有严重的踝关节疼痛和功能障碍且不能采用其他保关节方法，踝关节不稳或神经源性疾病导致的胫距关节不稳且出现晚期踝关节炎改变，全踝关节置换术后假体松动、感染，Charcot踝关节病及骨髓炎导致的踝关节不稳、骨破坏等。

（二）禁忌证

儿童或青少年患者的骨骺未完全闭合。患肢血运不良会增加发生伤口并发症、感染及截肢的风险。术前需仔细评估患者一般状况及外周血管状况。糖尿病、神经源性足病并不是绝对禁忌证，因为对于这类疾病，由于踝关节不稳而发生溃疡、感染及截肢的风险更大。

三、围手术期护理

（一）心理护理

由于患者踝关节疼痛严重影响其生活质量，患者希望尽早手术。然而患者对踝关节融合手术了解较少，担心手术预后，故应主动向患者说明手术的必要性，告知手术的优点，介绍同种疾病的治愈情况，使患者消除思想顾虑，树立战胜疾病的信心，顺利通过手术。

（二）术前准备

术前要详细了解患者病史并进行仔细的体格检查，了解踝关节炎病因、症状严重程度及有无功能损害等。了解患者全身条件及患肢局部血运、周围血管情况、皮肤条件、有无浅表感染等。积极完善术前血常规、尿常规、血生化、凝血功能、心电图、胸部X线片、下肢静脉彩超等检查，以确保手术按时进行。遵医嘱术前1天做抗生素皮试、术前宣教，做好术前手术标识。

（三）术后常规护理

给予全麻术后护理常规，如有恶心、呕吐时取去枕平卧位，头偏向一侧，监测患者生命体征，术后遵医嘱给予持续心电监护至病情稳定，同时给予低流量氧气吸入，有异常及时通知医生处理。观察足趾血运、感觉、活动、皮温，取平卧位，患肢抬高30°~40°，足正朝上，抬高床尾成"Z"字形。患肢支具/石膏固定稳妥，松紧适宜。

（四）伤口护理

密切观察伤口有无渗血、渗液，敷料是否包扎完好，松紧适宜，若伤口渗血、敷料污染及时通知医生换药。伤口引流管引流通畅并妥善固定，观察引流液的颜色、性质、量。若引流量连续3天≤50 ml，可拔出引流管，对于伤口愈合缓慢的患者，必要时采取关节内注射富血小板血浆以加速伤口愈合，同时缓解病员疼痛。

（五）饮食护理

术后饮食应以补充蛋白质、维生素为主，进食新鲜、易消化的食物，少食多餐，保证足够的营养摄入，增强患者的营养及免疫力；多食水果、蔬菜，按摩腹部促进肠蠕动，保持大便通畅。

（六）疼痛护理

术后疼痛会影响患者睡眠质量，引发患者机体免疫力下降，也易引起焦虑等并发症，降低患者生活质量，延长康复及住院时间。术后正确评估患者疼痛性质、部位、时间、强度，耐心听取患者主诉，积极采取止痛措施，可以分散患者注意力、患肢抬高、床旁超声波导入治疗及伤口给予冰敷（使用冰袋持续冰敷3天，每天两次；勿烤灯、热敷）等，术后使用镇痛泵、手术当晚使用盐酸哌替啶注射液50 mg及安定10 mg肌内注射，术后第二天常规口服止痛药，必要时使用止痛针以缓解疼痛，加快伤口愈合及康复。

四、康复训练

踝关节融合术后的康复目的是维护关节的稳定性，防止肌肉萎缩。

（一）第一阶段（术后4周内）

1.术后第1天：可行股四头肌的等长收缩练习及上肢肌力练习，20组/天，10个/组，维持10秒/个。

①股四头肌等长练习：鼓励患者多做股四头肌等长练习。

②强化上肢肌力，以维持基本身体素质，为体位转移和下地扶拐行走等做准备。

2.术后4周内，可行髂腰肌力练习，20组/天，10个/组，维持10秒/个。

（二）第二阶段（术后4~12周）

1.肌力训练：包括主动的肌力练习和抗阻力运动，主动肌力练习包括足的背屈及跖屈练习：20组/天，10个/组，维持10秒/个。

2.负重训练：一般从8周开始患肢穿充气靴下地逐渐负重（负重重量从10 kg开始，每周增加5 kg），行走时先迈患肢，健肢跟进。步行距离逐渐延长，时间逐渐增加，防止患者跌倒。

3.同时进行核心肌力训练：3组/天，10个/组，维持10秒/个。

4.步行训练：术后12周开始本体和平衡训练（包括静态平衡和动态平衡），6~10次/天，2~5分钟/次。

（三）出院指导

1.保证休息，加强营养。

2.主动活动，循序渐进功能锻炼。患肢不负重，拄双拐行走，术后8周患肢可逐渐负重，由双拐→单拐→弃拐，完全康复后进行适当的体育锻炼，如骑车、慢步走等，一年内避免跑、跳等剧烈运动；保持适当体重。

3.关注伤口愈合情况，定期换药，如有异常，及时就医。

4.如出现感冒、拔牙等，需行正规抗感染治疗，以预防血源性感染波及踝关节。

5.多喝水，多吃蔬菜、水果，防止便秘。

6.定期门诊随访。

7.禁止热敷和泡脚，保持身心舒适。

（胡娜娜）

第二节　全踝关节置换术患者的围手术期康复护理

踝关节是人体中负荷最大的关节，站立位时承载人体的全部重量，因此从踝关节的构造及人体功能活动方面来看，踝关节的灵活性和稳定性显得尤为重要。随着对踝关节融合患者的长期随访发现，融合后存在着临近关节退变、步态改变和后期疼痛等并发症。早期人工全关节置换的高失败率，使踝关节置换的发展一度陷入困难，目前随着人工假体设计的改善及手术技术水平的提高，踝关节置换术也被广泛认可和应用。人工全踝关节置换术是一种全新、有效治疗踝关节慢性疼痛疾病的方法，能使患者踝关节接近正常功能。

一、手术目的

全踝关节置换术可明显缓解疼痛，改善步态，重建踝部力线，为延长假体使用寿命提供良好的环境，从而重建踝关节功能。

二、常见并发症

1. 伤口感染

伤口感染可以导致踝关节置换失败，伤口问题一般在早期出现，也可能在6周以后出现，伤口出现问题，不积极处理，可转化为深部感染，深部感染的风险持续存在直到伤口完全愈合。对于伤口感染，预防是最好的治疗方法：首先是选择合适的患者，避免有周围血管疾病及糖尿病患者等感染风险高的患者；选择踝部软组织条件好的，同时术中注意保护皮肤血供，特别是边缘皮肤避免出现手术器械导致的压力性坏死。如果出现伤口问题，积极治疗，避免转化为深部感染。

2. 骨折

术中及术后可能会发生内外踝骨折，术中骨折可能由骨质质量差、骨桥不足、假体型号过大、截骨技术差、牵开器放置、骨性撞击及假体设计原因引起。一旦发生，应按标准技术固定，制动直到骨折愈合。预后一般较差。术后骨折可能源于术中不易发现的骨折或应力骨折，而术后发展成骨折。术后进行细致的X线检查来排除骨折。无移位的术后骨折，如果假体稳定，可以通过石膏固定治疗。移位的骨折应进行切开复位内固定术避免假体松动。

3. 假体下沉及破裂

假体下沉可以归因于较差的骨质质量、骨溶解相关的骨量丢失或假体位置不良。早期≤1 mm的下沉提示假体位置趋于稳定，并不意味着置换失败，假体下沉受诸多因素影响，假体最初的位置可能就是原因之一。假体下沉易于发生在胫骨远端前方。应避免距骨假体前移或胫骨假体过度背伸以防止这些危险区域的骨质过度负重。在使用 Agility 关节假体时，如果下胫腓融合失败，这一情况可能会导致下沉。

聚乙烯假体破裂：包括衬垫突出及假体破裂。力线不正或进行性边缘受压将导致聚乙烯衬垫发生破裂，聚乙烯的厚度与衬垫破裂风险的关系目前尚不明确。如果锁定机制发挥不当，固定设计的聚乙烯假体可能出现脱位。一定要注意在装配假体时确定安全锁定。

4. 骨溶解

假体与聚乙烯衬垫之间摩擦磨损会导致假体周围出现骨质吸收，这一过程称为骨溶解，可以导致临床不明显或显著的骨量丢失、假体失稳、假体下沉、置换失败。

5. 疼痛及关节僵硬

置换术后假体周边骨化导致部分患者出现关节间隙疼痛及关节活动僵硬。

三、围手术期护理

（一）心理护理

由于踝关节置换术后并发症多且发生率高，同时踝关节置换术住院费用高昂，大部分患者都有焦虑的心理反应，应根据患者个体情况采取针对性护理，耐心为患者讲解疾病知识、手术的过程、手术的安全性、麻醉方式、手术注意事项、术后的配合和观察、手术成功案例等，及时解答患者及其家属的疑惑，解除患者心理负担。

（二）术前准备

积极完善相关检查（踝关节X线片、确认跟距关节的退变范围、观察胫骨和距骨的软骨下骨的血运、观察并记录步态及疼痛情况、功能和活动度、血沉、C反应蛋白及皮肤软组织等情况），做好术前宣教，指导患者练习床上排便，加强与患者及家属沟通交流，讲解术后功能锻炼（肢体活动，呼吸训练），遵医嘱合理用药，术前一天做好抗生素皮试，完善术前双核表。

（三）术后常规护理

给予全麻术后护理常规，如患者有恶心、呕吐时，取头偏向一侧，监测患者生命体征，术后遵医嘱给予持续心电监护至病情稳定，同时给予低流量氧气吸入，出现异常情况及时通知医生处理。观察足趾血运、感觉、活动、皮温，取平卧位，患肢抬高30°~40°，足正朝上，抬高床尾成"Z"字形。患肢支具/石膏固定稳妥，松紧适宜。

（四）伤口护理

密切观察伤口有无渗血、渗液，敷料是否包扎完好，松紧适宜，若伤口渗血、敷料污染及时通知医生换药。伤口引流管接VAC持续负压吸引并妥善固定，保持引流管的通畅，观察引流液的颜色、性质、量。手术当天引流液的量应≤400 ml，色淡红，若24小时超过400 ml，应加强观察及处理，对于伤口愈合缓慢的患者，必要时采取关节内注射富血小板血浆以加速伤口愈合，同时缓解患者疼痛。

（五）饮食护理

术后饮食应以补充蛋白质、维生素为主，进食新鲜、易消化的食物，少食多餐，保证足够的营养摄入，增强患者的营养及免疫力；多食水果、蔬菜，按摩腹部促进肠蠕动，保持大便通畅。

（六）疼痛护理

术后疼痛会影响患者睡眠质量，引发患者机体免疫力下降，也易引起焦虑等并发症，降低患者生活质量，延长康复及住院时间。术后正确评估患者疼痛性质、部位、时间、强度，耐心听取患者主诉，积极采取止痛措施，可以分散患者注意力、患肢抬高，伤口给予冰敷（术后24小时持续冰桶冰敷，第2天改用冰袋，持续冰敷3天，每天两次；勿烤灯、热敷）等，术后使用镇痛泵、手术当晚使用盐酸哌替啶注射液50 mg及安定10 mg肌内注射，术后第二天常规口服止痛药，必要时使用止痛针以缓解疼痛，加快伤口愈合及康复。

四、康复训练

踝关节置换术后的康复目的是保持关节稳定性和肌肉的张力，防止出现关节僵硬和肌肉萎缩。

（一）第一阶段（术后4周内）

1.术后第1天：可行股四头肌的等长收缩练习及上肢肌力练习，3组/天，10个/组，维持10秒/个。

①股四头肌等长练习。

②强化上肢肌力，以维持基本身体素质，为体位转移和下地扶拐行走等做准备。

2. 术后4周内，可行髂腰肌力练习，20组/天，10个/组，维持10秒/个。

（二）第二阶段（术后4~12周）

1. 活动度锻炼：由康复训练师手法训练结合患者自我锻炼。主要包括关节松动练习：2~3组/天，10个/组。软组织松动技术：2~3次/天，3~5分钟/次。牵伸训练：2组/天，5~10个/组，维持30秒/个。

2. 肌力训练：包括主动的肌力练习加上抗阻力运动，主动肌力练习包括踝关节的背屈及跖屈练习，3组/天，10个/组，维持10秒/个。

3. 负重训练：患肢可逐渐负重（负重重量从10 kg开始，每周增加5 kg），行走时先迈患肢，健肢跟进。步行距离逐渐延长，时间逐渐增加，护士或家属在旁守护以防意外。

4. 进行核心肌力训练：3组/天，10个/组，维持10秒/个。

5. 12周左右，进行步行训练，本体和平衡训练（包括静态平衡和动态平衡），6~10次/天，2~5分钟/次。

（三）出院指导

1.保证休息，加强营养。

2.主动活动，循序渐进功能锻炼。患肢不负重，可挂双拐行走，根据医嘱患肢可逐渐负重，由双拐→单拐→弃拐，完全康复后进行适当的体育锻炼，如骑车、慢步走等，一年内避免跑、跳等剧烈运动，避免假体松脱移位；保持适当体重。

3.关注伤口愈合情况，定期换药，如有异常，及时就医。

4.如出现感冒、拔牙等，需行正规抗感染治疗，以预防血源性感染波及踝关节。

5.多喝水，多吃蔬菜、水果、防止便秘。

6.定期门诊随访。

7.禁止热敷、泡脚，保持身心舒适。

（胡娜娜　刘　瑶）

第三节　距下关节融合术患者的围手术期康复护理

距下关节又称为距跟关节，是距骨下关节面和跟骨上关节面组合成的关节。距下关节具体位置是位于足跟骨的上方、外踝尖下方。距下关节属于微动关节，此关节囊薄而松弛，附着于关节面的周缘，纤维层内面层覆一层滑膜，有独立的关节腔，此关节囊内周围有数条韧带附着，将跟骨和距骨连接在一起，构成身体重力从胫骨传到跟骨直至地面的传导柱。距下关节形状的特点使得足部和小腿间得以进行相对的额状面及水平面的动作，这些动作对于行走或者跑步时适应不平的地面以及外侧或内侧急停时很重要。跟骨骨折等常常损伤此关节，如果距下关节损伤严重需行距下关节融合术。距下关节融合术主要用于缓解踝关节下方关节的疼痛，矫正因外伤、关节炎或者先天性缺陷引起的后足畸形。

一、手术目的

1.缓解距下关节的疼痛。

2.矫正后足的畸形。

3.矫正后足功能性异常。

二、术前评估

1.手术史及治疗史。

2.皮肤软组织情况。

3.距下关节及相邻关节活动度。

4.是否有吸烟史及合并其他疾病。

5.跟腱及三头肌是否挛缩

6.辅助检查。

三、围手术期康复护理

围手术期康复护理应涵盖心理、生理、社会功能、专科护理、功能锻炼等多方面内容，注重患者的个性特征，方可做好围手术期康复护理工作。

（一）心理护理

评估患者及家属的心理状态，患者家庭和社会支持情况，建立良好的护患关系，充分沟通，耐心解答疑问，向患者及家属说明手术的重要性，指导术前、术中、术后需配合的注意事项，调整患者及家属对手术的期望值，耐心解答疑问，消除患者不良情绪，让患者及家属访问既往做过这类手术的患者，进而增加患者对手术的认识，增强其战胜疾病的信心。

（二）术前生理及基础护理

评估患者全身营养状况，既往有无心肺疾病、高血压、糖尿病等基础疾病，指导戒烟、戒酒，鼓励患者进食高热量、高蛋白质、高维生素、低脂饮食，保证每天睡眠7~8小时，行疼痛知识宣教，采用多模式超前镇痛。术前一天指导患者床上练习解便、抬臀、足趾关节活动、踝泵运动及股四头肌收缩锻炼。

（三）术后护理

1.了解术中情况，麻醉方式、手术名称等。

2.术后体位：为促进患肢消肿，需保障患肢高于心脏水平的体位，故将病床摇成"Z"字形，抬高床尾，利于促进静脉血液和淋巴回流，改善末梢循环，从而减轻患肢局部肿胀，也能增加患者舒适度。

3.病情观察：监测生命体征，术后进行患肢肢体复温保暖，遵医嘱运用改善末梢血液循环药物。观察伤口敷料是否渗血、渗液，肢端血液循环、感觉、运动情况，若患肢有苍白、厥冷、发绀、疼痛持续剧烈，及时汇报医生。术后伤口行加压包扎，可使用足踝支具、石膏等加以固定，且适时松解固定支具，保护受压部位皮肤，预防压力性损伤。关注患者术后有无自解小便情况及患者主诉等。

4.疼痛护理：加强疼痛宣教，动态疼痛评估，告知疼痛评分原则及使用止痛药物的重要性，遵医嘱予以多模式超前镇痛。术后保持病室清洁、安静，减少周围环境对患者的刺激，消除患者的紧张、焦虑和恐惧心理，提高自身疼痛阈值。鼓励深呼吸，听音乐分散注意力。

5.伤口护理：密切观察患者伤口有无疼痛、渗血、渗液，伤口周围皮肤温度，保持敷料清洁干燥，观察分泌物颜色、性状及量，遵医嘱合理使用抗生素预防感染。

6.饮食指导：全身麻醉清醒后即可少量饮水，2小时后进食流质饮食或者半流质饮食，稍偏咸，可食咸菜，术后第一天恢复正常饮食。

7.石膏固定者行石膏固定护理常规。

8.了解术后常见并发症，包括：血栓、感染、骨不连、畸形愈合、内翻畸形致外侧柱压力增大、外翻畸形致腓骨下撞击、伤口不愈合、神经血管损失等，掌握常见并发症的预防措施与治疗方法。

（四）术后并发症观察及预防

1.血栓形成：术后观察有无突发的胸部疼痛、呼吸急促、唇色青紫、心动过速、痰中带血、低热等肺栓塞症状，有无患肢疼痛、肿胀、足背动脉搏动、下肢皮肤颜色及温度改变，有无麻木，小腿周径有无增大等静脉血栓形成表现。

2.感染：观察伤口周围有无红肿，伤口敷料有无渗血、渗液及分泌物颜色。

四、功能锻炼

1.术前教会患者做跖趾关节活动、趾间关节活动、踝泵运动、直腿抬高训练、屈伸髋膝关节锻炼及抬臀活动。

2.手术当天全身麻醉清醒后即可在床上行跖趾关节活动，支具佩戴或者石膏固定下行直腿抬高活动、屈伸髋膝关节活动及抬臀活动。

3.术后患者可根据自身状况下床活动，但患肢不能负重，学会助行器及拐杖使用方法。

4.术后患肢避免负重至少6周，完全康复大约需要10个月。

（刘士华　廖　玲）

第四节　距舟关节融合术患者的围手术期康复护理

距舟关节由距骨和足舟骨构成，属于距下关节，内在关节面不规则，是微动关节，其关节活动复杂。它是维持足弓的重要结构，足舟骨骨折或距舟关节的破坏将导致足弓塌陷。距舟关节融合术是将距骨头和足舟骨的关节软骨以及足背侧的骨赘去除后将足置于正常的趾行功能位，将螺钉从舟楔关节处进入，并斜形穿过距舟关节。

一、适应证

1. 痛性关节病。

2. 由胫后肌腱功能障碍引起肌力不平衡所产生的距舟关节不稳。

3. 由于关节外伤、炎症、退行性变等原因发生对应关节面不相称，引起严重的关节功能障碍，影响工作和生活，经非手术治疗仍有症状反复发作或呈持续发作，又不适合用其他手术来保留关节动度者，宜施行融合术。

二、禁忌证

除一般择期手术的禁忌证以外，有下列情况者也应禁忌融合。儿童关节软骨丰富，关节融合不易发生骨性融合，还容易损伤骨骺，影响生长发育；同时，儿童在肢体发育阶段和肌肉的持续作用下，融合了的关节可以再发生变形。因此，14岁以下儿童足跟外翻畸形在15°以上，跟距间不完全融合者，不宜施行距舟关节融合术。

三、手术目的

解除疼痛，稳定足部关节，矫正畸形，尽可能恢复其功能。

四、围手术期康复护理

围手术期康复护理应涵盖心理、生理、功能锻炼、社会功能等多方面的内容，并注重患者的个体特征，做好针对性围手术期康复护理。

（一）心理护理

本疾病发展缓慢，病程较长。通过健康宣教，使患者对手术的方法和目的有所了解，使患者正确认识疾病，树立战胜疾病的信心，取得患者的积极配合，减少对手术的恐惧和精神压力。

（二）生理护理

评估患者营养状况，加强营养支持，增强机体抵抗力，以促进术后伤口愈合。鼓励患者多食富含纤维素、高蛋白饮食，多食新鲜蔬菜及水果，多饮水，戒烟，戒酒。合并心肺、高血压、糖尿病等基础疾病患者，合理控制基础疾病。

（三）术前指导

1.对患者进行疼痛管理宣教，配合实施超前镇痛。

2.指导患者术前、术后康复注意事项，学会使用助行器、拐杖的方法。

3.手术前一天指导患者练习床上解便、抬臀、足趾关节活动、踝泵运动及股四头肌收缩锻炼。

（四）术后护理

1. 疼痛的护理

做好疼痛评估，加强疼痛宣教，予以多模式超前镇痛。术后保持病室清洁、安静、减少周围环境对患者的刺激。解除患者的紧张、焦虑和恐惧心理，以提高其疼痛阈值。指导患者深呼吸，听音乐分散注意力。必要时遵医嘱合理使用非甾体抗炎药镇痛。

2. 患肢的护理

观察患肢足趾远端血液供应。术后进行患肢肢体复温保暖，遵医嘱运用改善末梢血液循环药物。若患肢有苍白、厥冷、发绀、疼痛持续剧烈，均应及时通知医生做妥善处理。术后进行加压包扎，可使用足弓支撑垫、跟内侧垫高足垫、足踝支具、石膏等加以固定。如有血运障碍，应及时松解固定支具。保护皮肤，预防压力性损伤。

3. 伤口的护理

查看患者伤口有无疼痛、渗血、渗液，保持敷料清洁干燥。预防感染，遵医嘱使用抗生素预防感染。

4. 体位

抬高床尾，将病床摇成"Z"字形，使患足抬高20~30 cm，利于促进静脉血液和淋巴回流，改善末梢循环，利于减轻患肢局部肿胀。

5. 石膏固定者行石膏固定常规护理

护理工作中，针对局部伤口情况具体护理，强调整体观，将饮食及运动并重。应重视对患者的心理护理，提高患者的主观能动性，使患者能主动积极地配合治疗及护理，并积极行有效的康复训练。

五、功能锻炼

指导患者制订一个合理的、适合个体的康复训练计划，避免并发症的发生，且要做到循序渐进，应做到不因运动过量而疲劳或疼痛加剧，也不因活动过少而功能减退、肌肉萎缩。患者出院后需根据情况继续固定患肢，鼓励患者自己完成一些日常活动，但避免从事重体力劳动及剧烈体能运动；坚持功能锻炼，以免发生局部组织粘连，影响关节的屈伸活动；注意合理饮食，定期门诊随访。

1.术后第1天：开始佩戴支具或石膏固定，开始股四头肌的等长性收缩运动。

2.术后第5~7天：石膏开窗，伤口换药，更换纱布。

3.术后2周：拆线，更换石膏外固定。

4.术后4周：可屈伸踝关节5~10次/小时，每个动作持续3秒；转动踝关节3~4次/天，每次重复5遍。

5.术后6周：开始肌肉力量的练习，部分负重行走。

6.术后8周：进行主动运动，夜间仍佩戴支具或石膏托保护。

7.术后12周：X线复查关节融合后，可完全负重行走。

（马珊珊 梁晓艳）

第九章

足部矫形患者的围手术期康复护理

第一节 先天性成人疼痛性平足症患者的围手术期康复护理

平足症又称扁平足，指足弓低平或消失，患足外翻，站立、行走的时候足弓塌陷，引起足部疼痛的一种畸形。其病理学改变为跟骨外翻、足弓塌陷、前足旋前外展，病变涉及软组织、骨关节等诸多方面，是一种复杂的病理状态。

一、病因

平足症可以是先天的，也可以是后天获得的，成人平足症可以是儿童平足症的延续。

二、临床表现

足弓塌陷可引起下述足的结构改变：跟腱挛缩、中足的松弛、前足移位、胫后肌腱劳损、距下关节旋前、跟骨外翻。上述病理改变体现在临床上可表现为：

1. 疼痛

通常位于足底内侧（后足后内侧疼痛），且于长期站立或行走后加剧，且常可以出现进行性加重的现象。偶尔疼痛也可位于踝关节外侧外踝附近。这是由于足弓塌陷造成后足外翻，继而腓骨与跟骨相撞击的结果。

2. 肿胀

疼痛关节外肿胀，以足舟骨结节处为甚。

3. 步态异常

患足疼痛及足弓塌陷可造成跑步甚至行走能力下降，步态异常，如外八字步态。疼痛及异常的步态可对身体的其他关节造成影响，如因患足的过度外翻及内旋，造成膝关节代偿性外翻及髋关节代偿性外旋等，继而可能引发膝、髋、下背等部位的疼痛和炎症。个别平足的患者可能以下背痛为唯一的症状。

4. 严重的平足畸形

可见足踝部其他关节受累，如距下关节和跗横关节的柔韧性降低甚至僵硬。

5. 平足症

可同时伴发有跖筋膜炎、跗骨窦综合征等。

三、围手术期护理

（一）术前护理

1. 心理护理

患者因足部疼痛，不能正常穿着普通鞋，活动受到限制，生活质量下降，虽对手术充满期待，但仍担心预后，易产生焦虑、烦躁心理。护士悉心照顾患者起居，多与患者沟通，耐心倾听患者主诉，对患者的疼痛表示认同及理解，有选择地对其进行相关知识的交流，并用图片展示宣教资料，让其有被重视、被尊重的感觉，消除术前心理负担。

2. 肿胀护理

患者足部均有不同程度肿胀，给予抬高患肢，六合丹等中药外敷。

3. 术前准备

积极完善术前常规检查，如血常规、血生化、心电图、足部CT、足部X线摄片等检查；对高血压病及糖尿病患者定时监测血压、血糖，直至控制平稳；保持足部皮肤清洁。

（二）术后护理

1. 疼痛护理

疼痛是术后最常见的症状之一，可直接影响患者术后康复进度和生活质量，所以减轻患者术后疼痛的护理意义十分重大。数字评分法评估患者疼痛程度，积极采取超前镇痛及多模式镇痛措施，协助抬高患肢，密切观察切口敷料渗血情况。鼓励患者亲友陪护，了解患者兴趣爱好，使其放松心情，转移注意力，以缓解疼痛。

2. 安全护理

术后6周内需佩戴支具将患足固定，支具能有效恢复足弓和后足稳定。支具固定后定时检查足部放置是否恰当，皮肤是否受压，以便及时调整支具大小，增加舒适度。手术次日，指导患者主动行足趾背伸、屈曲和膝关节屈伸活动以及行股四头肌、趾长伸肌及小腿三头肌的静力性收缩。术后2周扶拐下地行走，活动时做好防跌倒护理。保持走道通畅，病房设置防滑标识，预防患者跌倒是护理工作需要。

3. 健康指导

6周后拆除支具，根据骨愈合情况开始渐进性训练。

（曾　蕾　刘雪情）

第二节　马蹄内翻足患者的围手术期康复护理

马蹄内翻足又称足下垂、垂足、尖足，是足部常见畸形。马蹄内翻足是小儿骨科常见畸形，发生率平均约为1‰，男女性别之比约为2∶1，其特点是患者在行走时足跟不能着地而以足尖着地持重，足后跟悬空、形如马蹄。

一、病因及分类

1. 先天性

环境因素、胚胎发育畸形及遗传。

2. 后天性

神经肌肉性疾病。

3. 足的创伤、骨关节疾病

如类风湿性关节炎。

二、临床表现

足下垂，后跟向上，足外侧缘着地及足底向后，形似高尔夫球棒，故本病又称球棒足。由于上述现象而呈足跟内翻、足前部内收，距骨头在背侧及外侧隆起。

三、围手术期康复护理

须详细了解病史，包括患者生理、心理、社会功能等多方面的内容，简要了解患者的手术情况，且对康复的内容有所侧重和调整。

（一）术前护理

1. 术前健康宣教

马蹄内翻足是最常见的足部畸形，应详细讲解病情及诊疗方案，减轻患者因手术知识缺乏而产生焦虑，增强患者信心，以最佳状态配合手术。

2. 心理护理

术前应与患者建立良好的医患关系，患者因对手术治疗方法缺乏知识，易产生恐惧心理，应用通俗易懂的语言，认真做好解释工作，同时根据患者的心理特征针对性地实施心理护理，对患者及家属要给予同情、理解、支持和帮助，建立良好的病房环境，使患者的心情愉快、情绪稳定、增强战胜疾病的信心。

（二）术后护理

1. 疼痛护理

全麻术后去枕平卧6小时，术后禁食6小时，监测生命体征变化，患肢制动、抬高30°~40°，床尾成"Z"字形，术后切口予冰桶冰敷，第2天冰袋连续冰敷3天，每天两次。保持切口干燥，有渗出及时予换药加压包扎。对患者主诉疼痛要加强观察，做好疼痛评估，及时处理，遵医嘱使用止痛药物，予以多模式超前镇痛。

2. 预防感染护理

监测患者体温变化，创面浅表感染可通过引流、换药、合理应用抗生素等措施进行处理；深部感染，则需再次扩创、冲洗引流等。

3.创造舒适的环境

术后当天保持病房整洁、安静、舒适，温度24~26℃，湿度60%~70%，使患者感觉舒适。避免喧哗，保持环境安静，支持适当的家属陪护，以消除患者的孤独和恐惧感，促进患者生理、心理的舒适与安全。

4.饮食护理

饮食以增强营养、免疫力，补充蛋白质、维生素为主，吃新鲜、易消化的食物，少食多餐，保证足够的营养摄入，多饮水，多食水果、蔬菜，保持大便通畅。

5.外支架护理

莫匹罗星（百多邦）涂抹钉道周围皮肤，再用纱布条缠绕保护，缠绕时注意内松外紧。准备两个纱布缝制的包布，包裹外支架的部位，防止污染。外支架调节：跟腱松解术后1~2周，可开始调节，未松跟腱者，术后2~3天可开始调节，每次调两格，每天调3次，如若患者不能承受疼痛，可适当调整。

6.心理护理

向患者及家属进行宣教，在生活上给予无微不至的关怀，认真做好耐心细致的解释工作，用通俗易懂的语言讲解同类型患者治愈的案例，建立良好的病房环境，减轻患者及家属的紧张和焦虑的情绪。护士关心、理解、体贴患者，了解患者的感受，加强巡视，耐心倾听患者的主诉，护士用亲切和蔼的态度、无微不至的关怀，为患者提供舒适的护理，赢得患者的信任，构建良好的护患关系，增强患者治疗的信心。

四、康复训练

（一）早期阶段（术后1~3周）

控制水肿和疼痛，恢复足趾的功能活动。

1. 术后 1~7 天

（1）可做患足足趾主动活动，保持足部中立位，用力、缓慢、尽可能大范围地活动足趾，5分钟/组，1组/小时，可促进消肿，为以后的锻炼做准备。

（2）直腿抬高：包括向上、向内收的侧抬腿以及外展的侧抬腿，以强化大腿前后内外侧的肌肉，避免肌肉萎缩。30次/组，组间休息30秒，每次4~6组，一天训练2~3次。

2. 术后 1 周

进行膝关节的弯曲和伸直练习，15~20分钟/次，一天2~3次。大腿肌肉练习包括抗阻力伸膝和抗阻力屈膝，练习大腿肌肉力量，中等负荷（完成20次动作即感疲劳的负重量），20次/组，组间休息60秒，2~4组/天。

3. 术后 2 周

局部疼痛缓解，患者在做足趾活动的同时，做踝关节被动屈伸活动及内外翻练习。

（1）主动活动踝关节：包括屈伸和内外翻。缓慢用力，最大限度活动，但必须无痛或略痛，防止过度牵拉造成不良后果。10~15分钟/次，一天2次。

（2）被动踝关节屈伸练习：一手扶住踝关节，另一手握住足前部，做踝关节屈伸活动，同时嘱患者做相应肌肉收缩运动，每日早晚各锻炼50~100次。

（3）内外翻练习：在无痛或微痛的范围内，增加关节活动度和活动力度。因组织尚未完全愈合，不可过度牵拉，10~15分钟/次，一天2次。

此外，红外线烤灯理疗可缓解肌肉痉挛，促进渗出的吸收，对炎症、疼痛、水肿和局部血液循环障碍也有较好的效果。

（二）中期阶段（术后4~8周）

骨折已基本稳定，骨折处已有纤维组织粘连，原始骨痂形成。增强踝关节周围肌肉力量训练，防止关节挛缩。

1.踝关节从以被动活动为主逐渐过渡到以主动活动为主、被动活动为辅。应鼓励患者做踝关节主动屈伸活动，同时辅以外力来增加踝关节活动范围。每日至少早、中、晚锻炼，每次约100下。同时鼓励患者做髋和膝关节的功能活动，持续至术后6~8周，使踝关节活动基本达到正常。

2.强化踝关节周围肌肉力量，可进行踝泵运动。

（三）后期阶段（术后9~12周）

开始负重练习，加入步态训练，全面恢复正常步态。

1.骨折已处于临床愈合期，患者应遵医嘱扶拐下床做患肢部分负重练习，如前跨步、后跨步、侧跨步等，要求动作缓慢、有控制、上体不晃动。逐渐增加负荷重量，可双手提重物，直到术后12周能够离拐完全负重行走。

2.强化踝关节和下肢的各项肌力的运动包括：①静蹲，2分钟/次，休息5秒，共10分钟，一日2~3次。②提腿：从双腿过渡到单腿。③抬脚前向下练习：要求缓慢有控制，上体不晃动。④全蹲：双腿平均分配力量，尽可能使臀部接触足跟，3~5分钟/次，1~2次/天。注意练习应循序渐进，不可勉强或盲目冒进，并注意安全，避免跌倒。

（四）韧带训练

以下方法坚持每天锻炼，可提高踝关节韧带的保护功能。

1. 原地顶脚

双脚平立相距30 cm，脚后跟上提，脚前掌不离地，一提一放，连续50次。

2. 旋转运动

左脚立定，右脚尖着地，脚跟由左向右旋转10圈，然后由右向左旋转10圈，反复5次，再换右脚立定，左脚旋转，方法相同。

3. 扳脚运动

取坐位，双脚平放，双手扳住双脚尖，慢慢用力向后扳，保持脚踝酸胀状态1分钟，然后放松，10秒后重复，连续20次。锻炼完后做放松运动，踝关节轻轻按摩2分钟。

（赵　晋）

第三节　儿童平足症围手术期康复护理

平足症又称扁平足，是一种畸形体态，指足弓低平或消失，其中塌陷的足弓使脚的整个脚掌完全接触地面或接近完全接触地面，足弓部分或全部坍塌。儿童平足症者多无症状，也不需要治疗，只有少部分儿童平足症可能会逐渐引起整个身体体态的变化，有一部分平足症可能合并足部骨结构异常，如垂直距骨、跗骨联合等。平足症后期常表现为不同的症状和不同程度的畸形和残疾，如足底筋膜炎、蹈趾外翻畸形等。

一、病因及分类

（一）病因

平足症的发病原因分为先天和后天形成，儿童平足症通常是先天形成的，后天形成通常发生在4~6岁。先天形成的平足症多源于遗传因素，后天发生的平足症通常是因为长时间的走路或者体重超重引起的，不良的生活习惯或长期严重的疾病等，让足部的骨发生了异常，导致韧带过于松弛而最终形成扁平足，例如纵弓塌陷和弹性丧失，引起足部疼痛，最终导致平足症的发生；成人平足症可能是儿童平足症的延续或由其他原因引起。

（二）分类

平足症一般分为刚性平足症（RFF）和柔性平足症（FFF）。RFF通常是由一些基本的病理引起的，例如外伤，感染，神经、肌肉疾病和自身免疫性疾病（如风湿性关节炎）。FFF最常见，是由于韧带松弛，或因肌肉或肌腱无力。

二、评估

（一）病理改变

足弓塌陷可引起下述足的结构改变：

（1）跟腱挛缩：内侧纵弓塌陷后，跟腱作用于踝关节的力矩减小，跟腱的牵拉力不能有效地通过坚硬的足弓传达到前足部，为了推动身体向前，抬起足跟，跟腱需要变得更短、更紧、更有力。

（2）中足的松弛致使中跗关节不能锁定。

（3）前足移位：内侧纵弓塌陷后，距骨跖屈，跟骨向后半脱位，跟骨前结节不再支撑距骨头。为了适应这种位置，前足和中足均围绕着距骨向背侧和外侧移位。前足外展，足的外侧柱缩短。

（4）胫后肌腱应力加大，易发生胫后肌腱劳损。严重者可有足内侧韧带的损伤。

（5）距下关节旋前，跟骨外翻。

（6）中足的不稳定使距下关节和距舟关节长时间处于异常位置，久而久之，这些关节发生退变，成为固定性畸形。这样会使踝关节承受更大的应力，最后导致踝关节退变。

（二）临床表现

1. 疼痛

通常位于足底内侧（后足后内侧疼痛），且于长期站立或行走后加剧，且常可以出现进行性加重的现象。偶尔疼痛也可位于踝关节外侧外踝附近。这是由于足弓塌陷造成后足外翻，继而腓骨与跟骨相撞击的结果。

2. 肿胀

疼痛关节外肿胀，以足舟骨结节处为甚。

3. 步态异常

患足疼痛及足弓塌陷可造成跑步甚至行走能力下降，步态异常，如外八字步态。疼痛及异常的步态可对身体的其他关节造成影响，如因患足的过度外翻及内旋，造成膝关节代偿性外翻及髋关节代偿性外旋等，继而可能引发膝、髋、下背等部位的疼痛和炎症。

4. 严重的平足畸形

可见足踝部其他关节受累，如距下关节和跗横关节的柔韧性降低甚至僵硬。

5. 平足症

可同时伴发有跖筋膜炎、跗骨窦综合征等。

三、治疗方案

（一）非手术治疗

对于平足症，只要坚持一段时间的纠正训练其实是可以得到改善的。

1. 消炎

如果有疼痛或者炎症的发生可以先选择使用非甾体抗炎药。

2. 肥胖

如果体重过大，足弓会承受太多的重量可能会加重症状等。

3. 理疗

针对有并发症的患者进行理疗以消炎止痛，改善相关症状，如中药熏蒸、偏振光理疗等。

4. 矫形鞋垫

根据扁平足的症状、足弓及负重位下足弓表现，结合患者自身情况配备矫形鞋垫，为足弓提供支持。

5. 运动疗法

（1）强化足部感受器：可以采用各种物理刺激足底，如赤脚走路。

（2）单脚平衡训练。

（3）单腿硬拉。

（4）足弓收缩训练。

（5）足底强化训练。

（6）足底放松。

（7）足底力量训练。

（8）足踝关节灵活性训练。

（二）手术治疗

对于成人和儿童的平足症治疗上有不同，对于儿童一般早发现，早期干预，预防平足症，预防并发症。对于成人一般无症状时可暂不处理，出现疼痛、足趾外翻代偿样改变时，建议积极处理，康复治疗，佩戴矫形鞋垫。严重情况时可选择骨科手术治疗。

四、围手术期康复

儿童平足症康复分年龄段：

1.一般出生到3岁为生理性平足，此时患儿足底脂肪厚，叫作生理性平足，多数情况下不需要太多干预，让孩子多打赤脚，让复杂的地面对患儿足底部产生刺激，有利于足弓发育。

2. 3~7岁平足症患儿一般使用矫形鞋垫，把足弓衬托起来，利于足弓发育，每天都要做足部的肌肉锻炼，例如用足跟和足的外缘走路，或者练习跳绳、踮起脚尖行走、跳舞等一系列运动，使足部得到有效的锻炼，增强足部肌肉训练，使得足部得到健康发育。

3. 10岁患儿已经错过了治疗最佳时期，矫形鞋垫有一定作用，但有可能没办法完全纠正，年纪大的患儿可通过微创手术，如微创安置距下关节固定器，达到治疗目的，按时到医院复诊，在医生指导下进行功能锻炼，例如足趾行走、足尖写字、足趾夹毛巾、跖屈运动、提踵外旋运动等。

五、围手术期护理

1. 护理重点要点剖析

（1）护理重点：全面评估患儿整体情况、平足症类型、依从性等。

（2）围手术期康复护理要点：患儿低龄依从性差、配合度低，康复训练配合难度大，易受伤。

（3）护理体会：正确评估患儿平足症阶段及类型，早期采用正确矫正方式，进行正确规律的康复训练，防患儿因锻炼等活动受伤。

2. 护理实施体会

儿童平足症相对于成人来说更易矫正，但因低龄儿童依从性差，功能锻炼的完成与成人相比难度更大。治疗及矫正过程需取得家属积极配合，关注患儿心理状态，尽量早期治疗，使用非手术方式矫正，若必须手术，术后也应当正确实行康复训练。对于儿童平足症的康复，我们希望在必须进行手术治疗前，尽早发现，尽早干预，使康复训练成为治疗儿童平足症的主要手段。通过康复科与骨科共同发展，相互结合，康复科及骨科的医生、康复师、护士共同完成对患儿的入院评估、评定、康复及治疗计划制订及实施，收集相关资料，由三者共同对患儿实施康复治疗与护理。未来骨科康复的发展朝着通过康复训练减少手术治疗的比例，采用非创伤方式尽早对患儿实施治疗，使患儿更易接受，避免手术痛苦，实现优质围手术期康复护理目标。

（李　敏　黄进春）

第四节　高弓足患者的围手术期康复护理

高弓足是常见的足部畸形，多为神经肌肉性疾病引起的前足固定性跖屈，从而使足纵弓增高，有时合并后足内翻畸形。偶见原因不明者，即特发性高弓足。

一、病因及分类

（一）病因

约80%病例是神经肌肉性疾病，因神经肌肉性疾病导致足弓降低，其动力性因素有胫前肌或/和小腿三头肌肌力减弱，以及足跖侧内在肌挛缩等，从而造成足纵弓增高，常见的疾病包括脊髓皮质炎、脑性瘫痪、脑脊髓脊膜膨出、神经管闭合不全等；某些病例有明确的家庭史，或先天性患有此病。

（二）疾病分类

根据足弓增高的程度，是否伴发足的其他畸形，通常将高弓足分成四个类型：单纯性高弓足、内翻型高弓足、跟行型高弓足、跖屈型高弓足。

二、诊断及并发症

（一）疾病诊断

根据患者步态异常，足纵弓增高伴爪形趾畸形，以及X线检查M'eary角增大，Hibbs角减小，可作出高弓足的诊断，高弓足多为神经肌肉性疾病所引起的畸形，应该进一步检查，寻找原发性疾病或潜在的发病因素，即对其病因进行鉴别，这时可进行肌电图、头颅或脊髓CT或MRI检查，明确病因对判断预后有着重要意义。

（二）并发症

不论是何种原发病所引起者，高弓足畸形之形成，其原始改变主要是足的内在肌群萎缩，跖骨头部因失去背伸肌力而下沉，使纵弓之前臂降低，继而跖腱膜逐渐挛缩，形成强硬的弓弦，弓顶部渐增高，更加重高弓的程度，足纵弓前臂的组成，主要靠第1跖骨，因此第1跖骨变化程度能决定高弓的程度，跖骨头下沉之后，附着在末节趾骨基部的趾长伸肌腱代偿性张力增高，久之，造成了跖趾关节过度背伸，甚至半脱臼，因此高弓足都并发爪形趾，趾背伸后，站立及步行时不能与地面接触，在步行期初期，因失去了其与地面间爆发的推进力，所以第1跖骨头用力旋前以代此作用，久之逐渐形成旋前变位。

三、治疗方案

（一）非手术治疗

早期轻型高弓足可采取被动牵拉足底挛缩的跖筋膜、短缩的足底内在肌。为缓解跖骨头受压，使体重呈均匀性分布，可在鞋底后外侧加厚0.3~0.5 cm，以减轻走路时后足出现的内翻倾向。但是，这些措施只能减轻症状，既不能矫正高弓足畸形，也不能防止畸形加重。

（二）手术治疗

当高弓足已妨碍负重行走、穿鞋，或进行性加重时，则应采取手术治疗。手术方法可分为软组织松解和骨性矫形手术。一般根据患者年龄、畸形类型及严重程度、原发性疾病所处的状态等因素，制订个性化手术方案。原则上先进行软组织松解，如足跖侧软组织松解、胫前胫后肌腱移位及趾长伸肌后移等。若软组织手术仍未能矫正畸形，抑或年长儿童有固定性高弓足畸形，可选择骨性矫形手术。

足跖侧软组织松解是一个传统的方法，经足内缘的后侧纵向切口显露跖侧软组织，先切断跖筋膜、跖长韧带，继之把短屈肌、趾短屈肌和小趾屈肌一并从跟骨起点处剥离，并推向远端。如需彻底松解，可切断分歧韧带，切开第1~3跖跗关节囊的跖侧部分，同时切断胫后肌腱扩张部分即止于跖骨及楔骨的纤维。术后用系列矫形石膏固定8周。

骨性矫形手术包括第1楔骨开放性截骨、跗骨背侧楔形、"V"形截骨，以及跟骨后移截骨。足背侧跗骨"V"形截骨具有较多的优点，它不损伤跗骨骨骺，故适用于6岁以上的儿童。它不使足缩短，并可矫正前足内收、内旋畸形。其手术要点是：取足背横切口或纵切口，于骨膜外显露足跗骨；在足弓顶点设计"V"形截骨线，一般位于足舟骨中央，内侧支从足舟骨斜向第一楔骨内侧皮质；完成截骨操作后，术者向远端牵拉前足，并将前足抬高，同时下压截骨远侧断端。如有内旋、内收畸形，可将前足外旋、外展，予以矫正。然后用一枚克氏针从第1跖骨内侧穿入，通过截骨线止于跟骨的外侧部分。术后用小腿石膏固定6周。解除石膏固定后，拔除克氏针，并摄X线片观察截骨愈合情况。若已愈合，可逐渐开始负重行走。

四、围手术期护理

围手术期是围绕手术的一个全过程，是指从确定实施手术治疗开始，直至基本康复，包括手术前、手术中及手术后的一段时间。手术能治疗疾病，但也可能导致并发症和后遗症，尤其是骨科手术，会使患者活动受限，给患者造成较大的心理负担。因此，高弓足围手术期康复护理旨在为患者提供身心整体护理，增加患者的手术耐受性，使患者以最佳状态顺利度过围手术期，预防或减少术后并发症，促进患者早日康复。

（一）术前护理

1.护理人员应及时评估患者的病情、配合情况、自理能力、心理状况；评估患者生命体征、饮食、睡眠、排便、原发病治疗用药情况、既往病史等；了解女性患者是否在月经期。

2.了解患者对高弓足疾病和矫形手术治疗的认知程度；就高弓足术后疼痛程度、恢复期、注意事项等对患者及家属进行简单说明；向患者及家属说明术前各项影像学检查的目的及注意事项，协助完成各项辅助检查。

3.帮助患者了解手术、麻醉相关知识：可利用图片资料、宣传手册、录音、录像或小讲课等多种形式介绍高弓足有关知识。

4.做好术前常规准备，如患者足部卫生、呼吸道准备、胃肠道准备、体位训练等；根据手术需要，配合医生对手术部位进行标记；做好身份识别标志，以利于病房护士与手术室护士进行核对；高弓足手术之后一段时间，患者行动不便，根据病情，指导患者练习在床上使用便器排便；教会患者自行调整卧位和床上翻身的方法，以适应术后体位的变化；指导患者有计划地进行足部功能恢复性训练。

（二）术中护理

1.评估患者的病情、意识状态、自理能力、全身情况、配合程度、术前准备情况、物品带入情况等；术中注意评估患者的体位摆放情况、皮肤受压情况，防止患者坠床或损伤。评估手术需要的物品并将其合理放置；评估手术间的消毒隔离方法。护士常规检查手术室环境及手术器材。

2.运用两种及以上的方法进行患者手术信息核对，同时对患者意识和全身状况以及患者带入物品进行评估并记录；通过交谈缓解患者的紧张情绪。

3.巡回护士应密切观察患者的反应，及时发现患者的不适，配合麻醉医生和手术医生做好各种并发症及紧急情况的抢救工作。

4.巡回护士与洗手护士按照物品清点制度要求，在手术开始前、关闭体腔前、关闭体腔后、术毕共同查对手术器械、敷料等物品数目无误并准确记录，术中如有物品添加及时记录。

（三）术后健康教育

高弓足术后患者会出现不同程度的疼痛以及不同程度的肢体活动障碍，积极的个性化的康复治疗可以有效促进组织修复以及重获功能。观察伤口敷料有无渗出、皮肤受压情况等；观察有无疼痛、发热、术区皮肤肿胀等常见的术后反应，根据需要给予床档保护和保护性约束，帮助患者采取适当的卧位；遵医嘱给药控制疼痛，增进患者舒适度；协助患者床上翻身；根据患者的恢复情况进行术后指导，实施出院计划。

（黄丽先　余　娜）

第十章
运动损伤患者的围手术期康复护理

第一节　踝关节不稳患者的围手术期康复护理

踝关节不稳泛指踝关节外侧韧带重复发生的不稳定导致受累踝关节反复扭伤的现象。如踝关节的扭伤没有得到及时、正确的治疗，或在参与运动时用力不当，踝关节的不稳定状态就会加重，导致再次发生损伤的概率上升，形成慢性踝关节不稳，严重者可引起关节僵硬和关节畸形。

一、病因

踝关节不稳的发病机制涉及韧带完整性、本体感觉、神经肌肉控制、平衡能力、姿势控制受损等诸多因素。踝关节借助其周围韧带及关节囊及腓骨肌群等结构提供稳定性避免伤害。踝关节周围韧带损伤可直接导致踝关节的机械稳定性降低，踝关节于应力状态下的控制能力变差，进而增加其再次受损的概率；当外侧韧带拉伤或外伤及疲劳等因素造成踝关节外翻肌力不足，无法有效提供抵抗外在环境所施加的内翻应力的能力，因而容易造成再次受损。此外，当身体某一关节活动时，控制动作发生的主动肌必须和对侧反方向被拉长的拮抗肌协调以达成动作的平顺，如果因为创伤造成其中一条肌肉相对无力，使得主动肌和拮抗肌之间的平衡受损，容易发生进一步损伤；另有观点认为踝关节扭伤后，韧带和关节囊内的机械感受器也受到损伤，导致机体对于踝关节位置和（或）运动的本体感觉受损，进而保护性反应能力下降，导致重复性伤害发生率的增高。

二、临床表现

主要表现有疼痛、肿胀、自觉的踝关节功能下降及踝关节打软等症状。

三、围手术期护理

1.保持床单位及皮肤的清洁干燥，受压部位予以垫软枕，保持病房整洁、空气流通，保洁每日消毒病房陈设，做好手卫生。倾听患者主诉，加强沟通交流，缓解紧张、焦虑情绪。协助家属照顾和满足患者的日常需求。

2.全身麻醉术后常规护理：如患者有恶心、呕吐，头偏向一侧，严密监测生命体征，给予氧气吸入，取平卧位，患肢抬高30°~40°，足正朝上，患肢支具/石膏固定，抬高床尾成"Z"字形。

3.切口冰敷：术后第1天冰桶冰敷，第2天冰袋连续3天冰敷，每天2次（勿烤灯、热敷）。伤口引流管接VAC负压吸引器并妥善固定，保持引流管的通畅，观察引流液的颜色、性质、量。手术当天引流液的量应≤400 ml，色淡红，若24小时超过400 ml，应加强观察及处理。

伤口渗血、敷料污染及时通知医生更换敷料。

4.评估患肢血运、感觉情况，若患肢有苍白、厥冷、发绀、疼痛持续剧烈，均应及时通知医生做妥善处理。鼓励患者主动活动，支具/石膏佩戴松紧适宜，尽早采取措施预防血栓。遵医嘱合理使用抗生素。

5.合理饮食以增强营养、免疫力，补充蛋白质、维生素为主。吃新鲜、易消化的食物，少食多餐，保证足够的营养摄入。多饮水，术后第2天拔除尿管，鼓励自解小便。

6.保持大便通畅：多食水果、蔬菜，按摩腹部促进肠蠕动，必要时遵医嘱用药。

四、围手术期康复

（一）第一阶段

第一阶段的康复训练主要是为了增加患者踝关节活动度，增强踝关节周围肌肉的力量。

1.术后第1天可行股四头肌的等长收缩练习和上肢肌力练习。

2.术后第2天开始加强踝关节以外的腿部肌肉的等长和等张训练及关节活动，关节活动时取仰卧伸腿位，等张收缩股四头肌，缓慢将患肢足跟向臀部活动，使髋屈曲、足尖向前。

3.术后非负重石膏固定4周，抬高患肢，主动及被动活动足趾、膝、髋关节，训练股四头肌、臀肌肌力；4周后逐渐增加踝关节活动和患肢各肌群肌力训练，逐渐开始部分负重行走，以能忍受疼痛为度；术后8~12周进行常规全负重行走功能锻炼。

（二）第二阶段

第二阶段的康复训练是为了加强患肢负重能力和协调性，提高患者踝关节的支撑能力。

1.脚绑沙袋前脚掌走，用脚尖正常行走，练习时脚踝负5~10 kg沙袋做25 m往返走。

2.脚绑沙袋提踵练习。

3.脚部绕环练习，以正常脚为支撑脚，患肢脚尖落地，以踝为中心，做前后左右绕环运动，要充分地拉伸。

4.患肢踝关节负重沙袋进行向前、向后、向左、向右练习。

5.患肢踝关节画"米"字。

6. 脚掌外侧行走练习（5 m折返）。

（三）第三阶段

第三阶段康复训练主要是为了增强患肢跖屈及背屈周围肌肉和韧带的力量和协调性。

1.单脚提踵练习。

2.勾脚侧压腿练习。

3.单脚支撑跳跃，单脚起跳，以左、前、右、后为跳跃方向，路线是一个方形，落地时要注意缓冲。

4.坐椅脚背屈练习，身体坐在椅子上，上身微微弯曲，患肢搭在正常腿上，双手抱住患肢脚部，尽量使其背屈，如果腿部力量好，患肢膝盖可伸直。

5. "之"字跳练习。

（四）第四阶段

第四阶段的康复训练，旨在提高踝关节韧带、肌肉的协调性，再次行走在不平地面时，降低踝关节再次扭伤的概率。

1.跳绳练习。

2.平衡球练习。

3.登山机练习。

4.屈腿提踵练习，用患肢支撑，正常腿放在患肢膝关节后面，身体放轻松，患肢后脚跟抬高，使脚处于背屈的状态。

5.坐姿踝关节背屈和跖屈练习，身体呈直角坐立，患肢伸直，正常肢可屈。患肢踝关节背屈和跖屈。背屈时可用手辅助用力向胸前扳压。

除患者的功能锻炼以外，足踝护具的作用也是举足轻重的，具有防护性更强的优势。足踝护具有使用简单、可重复性强、易于调节、价格低等优点。目前，足踝护具已经普遍应用于运动防护领域，被认为是目前预防踝关节扭伤效果最好且成本最低的辅助工具，能有效降低踝关节扭伤的发生率。

（熊远迪）

第二节　腓骨长短肌滑脱患者的围手术期康复护理

腓骨长短肌滑脱是指腓骨长短肌腱支持带断裂、松弛造成肌腱向外踝方向脱位，主要是以外踝方向肿胀、瘀斑、压痛、足部主动外翻或抗阻力外翻时疼痛加重，背屈、外翻足部时，腓骨肌腱滑向外踝前方，并有弹响和疼痛，跖屈踝关节时自动复位为主要表现的疾病。

一、病因

1.运动因素

常发生于年轻运动员中，如：滑雪、垒球、篮球、橄榄球、滑冰、羽毛球、足球及体操运动员。慢性半脱位多没有任何明确外伤史。

2. 解剖因素

上支持带无力、肌腱沟浅、腓骨远端后面突出。

3. 先天畸形

如先天垂直距骨、外翻扁平足。

二、临床表现

1. 急性期表现

外踝后方软组织肿胀、皮肤青紫、皮下瘀血、外踝后缘和后沟部明显压痛，足部主动外翻或抗阻力外翻时局部疼痛加剧，腓骨肌腱滑脱于前方，可伴有弹响，功能影响不显著。

2. 慢性期表现

可能皮下瘀斑吸收，肿胀稍减轻，但疼痛仍明显，不能承受重力，无法行走或跛行。

三、围手术期护理

1. 保持床单位及皮肤的清洁干燥，受压部位予以垫软枕，保持病房整洁、空气流通，保洁每日消毒病房陈设，做好手卫生。倾听患者主诉，加强沟通交流，缓解紧张焦虑情绪。协助家属照顾和满足患者的日常需求。

2. 全身麻醉术后常规护理：如患者有恶心、呕吐，头偏向一侧，严密监测生命体征，给予氧气吸入，取平卧位，患肢抬高30°~40°，足正朝上。

3. 术后保持伤口敷料清洁干燥，如有渗血、渗液及时通知医生更换敷料。观察伤口是否有红、肿、热、痛，患肢循环是否良好。

4. 合理饮食以增强营养、免疫力，补充蛋白质、维生素为主。吃新鲜、易消化的食物，少食多餐，保证足够的营养摄入。多饮水，术后第二日拔除尿管，鼓励自解小便。

5.保持大便通畅：多食水果、蔬菜，按摩腹部促进肠蠕动，必要时遵医嘱用药。

四、术后康复护理

患肢予夹板固定。加强患者足趾、膝关节功能锻炼。10天移除夹板，使用踝靴固定，患者可以完全负重步行并进行轻微的活动范围训练，避免跖屈超过20°或者内翻。

在术后第6周，使用系带的布支具。在术后第8~10周，患者可以使用椭圆机或健身自行车练习，也可以开始慢跑。一般术后第12周，在患者可以从大"8"字运动到小"8"字运动时，可以开始剪切运动。14周后弃拐完全负重，1年内患肢避免剧烈活动。

（熊远迪）

第三节 距骨骨软骨损伤患者的围手术期康复护理

距骨骨软骨损伤是足踝部常见的病损之一，它指距骨关节面软骨或软骨连同部分软骨下骨的剥脱或骨折，多表现为局部关节软骨剥脱，并可累及深部的软骨下骨。在相关文献中，距骨剥脱性骨软骨炎、距骨骨软骨骨折、距骨骨软骨病、经软骨距骨骨折、距骨骨软骨缺损、隐匿性距骨软骨骨折等均有用来描述该类疾病。由于这些疾病在症状、体征以及影像学表现上难以区分，且治疗原则、方法基本相同，因此多统称为距骨骨软骨损伤。

一、病因及分类

距骨骨软骨损伤是造成慢性踝关节疼痛的原因之一，它包括骨软骨骨折、距骨顶骨折。距骨骨软骨损伤通常发生在20~30岁。双侧发病者占10%，并在男性中稍占优势。这种损伤在踝关节扭伤的发病率大约占6.5%。

（一）距骨骨软骨损伤的X线分型

Ⅰ型：距骨顶局限性低密度区（软骨下骨压缩）。

Ⅱ型：骨软骨块和骨床部分分离。

Ⅲ型：骨软骨块和骨床完全分离，但无移位。

Ⅳ型：骨软骨块和骨床完全分离，并移位。

Ⅴ型：距骨软骨下骨囊肿。

（二）距骨骨软骨损伤的MRI分型

Ⅰ型：仅有关节软骨损伤。

Ⅱ型：软骨损伤合并软骨下骨隐匿骨折，合并或不合并骨髓水肿。

Ⅲ型：和距骨体分离的骨软骨块，但无移位。

Ⅳ型：和距骨体分离的骨软骨块，发生移位。

Ⅴ型：合并距骨软骨下骨囊肿。

二、临床表现

距骨骨软骨损伤患者通常是有脚踝部扭伤病史，典型临床表现是有踝关节慢性持续非特异性疼痛，可与损伤区域不相关；其他症状包括反复肿胀、僵硬、弹响、踝关节不稳定及交锁。查体发现通常是细微的，因此常需与健侧踝关节对比，距骨骨软骨损伤的患者可有损伤区域压痛，在踝关节背屈时距骨顶的前外侧存在压痛，可提示距骨前外侧骨软骨损伤；而在踝关节跖屈时距骨顶的后内侧存在压痛，可提示距骨后内侧骨软骨损伤。对于踝关节急性损伤的患者还应注意排除是否合并韧带损伤及胫腓骨远端骨折。对于可疑距骨骨软骨损伤或者可能存在其他损伤的患者均应做相应的辅助检查来明确诊断。

三、治疗方法

（一）非手术治疗

1.保守治疗包括：休息、制动、非甾体抗炎药。休息与局部制动是最常用的保守治疗方法，早期休息、禁止负重并使用石膏固定，后期穿特制踝靴保护性制动并逐渐恢复运动。非甾体抗炎药及前列环素类药物等目前已被广泛用于治疗无软骨下骨折或塌陷的距骨骨软骨损伤，可减小损伤软骨的负荷以减轻或消除距骨软骨水肿并防止软骨坏死，使分离软骨重新黏附并自我修复。

2.保守治疗常用于儿童患者，症状较轻的距骨软骨损伤可以进行保守治疗，对于成人保守治疗后损伤愈合修复情况较少见。

3.冲击波疗法：利用冲击波治疗无骨软骨块分离及没有明显软骨下骨囊肿的患者，取得良好临床疗效。冲击波可改善距骨骨软骨损伤部位局部组织血液循环，减轻骨髓水肿，从而减轻症状。

（二）手术治疗

1.关节镜下病灶清理、微骨折术及钻孔术：此方法适用于初次发病、病灶直径小于1 cm的患者。

2.复位内固定术：适用于移位的骨软骨块较大并且附有大量软骨

下骨的距骨骨软骨损伤。骨软骨损伤复位内固定的材料有克氏针、皮质骨钉、可吸收固定物等。

3.骨软骨移植术：适用于治疗关节软骨全层损坏并伴或不伴软骨下骨囊肿的距骨骨软骨损伤。自体移植术供区多取自非负重区，如膝内侧、股骨外侧髁或髁间窝软骨的骨软骨。

4.软骨细胞移植术：适用于软骨关节面损伤面积较大的距骨骨软骨损伤患者。

5.骨膜移植术：适用于较大的骨软骨损伤或合并软骨下骨囊肿的距骨骨软骨损伤患者。

6.关节腔内注射富血小板血浆技术（PRP）：目前该方法运用于临床的时间较短，尚未发现明显副作用或并发症。

四、围手术期护理

（一）心理护理

由于疾病造成患者的不适或疼痛，影响正常的生活，故患者常有焦虑、恐惧、烦躁等心理反应，应分析患者的心理状况，采取针对性护理，如沟通、倾听、疏导、支持、讲解成功案例等方式鼓励患者战胜疾病、配合治疗，并取得患者家属的支持和配合。

（二）疼痛管理

向患者进行疼痛知识宣教，教会患者正确评估疼痛；做好患者的疼痛评估，并填写在疼痛评估表内，记录患者疼痛评估分数及性质、部位，告知医生，必要时使用口服止痛药或止痛针等。

（三）预防下肢深静脉血栓

术后患者由于需要卧床休息，下肢活动减少，会增加下肢深静脉血栓形成的风险，应避免行下肢静脉穿刺，必要时遵医嘱予抗凝治疗，按计划功能锻炼，卧床时患肢予以抬高。

（四）预防压疮

由于术后患者需长期卧床，故应保持患者床单位清洁干燥，定时更换体位，待患者术后麻醉清醒后指导并鼓励患者自动更换体位，如主动抬臀、左右侧卧位等。

（五）预防肺部感染

对于60岁以上老年患者，术前术后指导患者呼吸训练，指导患者深呼吸及有效咳嗽，必要时遵医嘱予雾化吸入治疗，鼓励多饮水。

（六）预防泌尿系统感染

对于术后安置尿管的患者应保持尿管通畅，鼓励患者多饮水，每日饮水量1 500~2 000 ml；保持会阴部清洁干燥，每天会阴护理2次；观察尿液的颜色、性状等，注意关注各项实验室检查指标，应尽早拔除尿管。

（七）饮食指导

鼓励患者多食富含纤维素、高蛋白饮食，多食新鲜蔬菜及水果，多饮水，忌烟酒、忌刺激性食物及易胀气食物，保持大便通畅。合并其他疾病，如高血压、糖尿病患者需要指定的特殊饮食除外。

（八）伤口管理

术后当天伤口予冰敷8小时，术后3天内，每天冰敷2次，每次30分钟，一般分为上午和下午。保持伤口敷料清洁干燥，定时换药，一般每2~3天换一次药。

五、围手术期康复训练

距骨骨软骨损伤后康复训练的重点在于足踝关节活动的维持和恢复。

（一）非手术治疗患者康复训练方法

休息为主，减少下地负重时间，避免久站。长时间行走，必要时遵医嘱予石膏或足踝支具固定患肢。

1.踝泵练习：屈伸踝关节，5分钟/组，1~2组/小时；绕踝动作就是踝关节的跖屈、内翻、背屈、外翻组合在一起的"环绕运动"，分顺时针、逆时针两个方向，交替时行。

2.股四头肌等长及肌力练习。

3.直抬腿练习：尽量伸直膝关节后直腿抬高至足跟离床约15 cm，保持10秒为1次，5~10次/组，2~3组/天。

（二）手术治疗患者康复训练方法

需注意的是距骨骨软骨损伤术后患者需骨科医生评定患者恢复情况后，在专科康复医生指导下进行功能锻炼。患者需定时门诊随访，出院后1周、2周、1个月、3个月、半年、1年均需门诊复查。根据每次复查情况决定下地负重时间及负重方式，避免从事重体力劳动及剧烈体能运动。出院后坚持功能锻炼，如中途停止锻炼，可能会发生局部组织粘连，影响关节的活动度。

六、围手术期康复护理

（一）围手术期康复指导和护理体会

1.护理重点：入院全面正确评估发病原因、症状和体征，有无合并症。

2.围手术期康复指导要点：术后早期功能锻炼的时机。

3.护理体会：早期的辅助检查非常重要，加强患者相关检查宣教，指导早期功能锻炼和做好心理护理。

（二）康复指导

距骨骨软骨损伤康复注重足踝的活动度和肢体的功能恢复，所以康复计划和措施均以此为最终目标。距骨骨软骨损伤术后特别强调足踝的稳定性和活动度、肢端循环、感觉、运动。

（张丽丹）

第四节　止点性跟腱炎患者的围手术期康复护理

不同部位的跟腱病变具有不同的临床特点，因而将跟腱炎分为非止点性跟腱炎和止点性跟腱炎。非止点性跟腱炎是跟腱止点近端2~6 cm跟腱退变和（或）腱周组织的炎症。而止点性跟腱炎是跟腱在其跟骨止点部位的病变，又被称为跟腱末端病。

一、病因

止点性跟腱炎的确切病因至今尚不十分清楚。

可能因素如下：

1.运动热身不充分。

2.锻炼过度肌肉紧张。

3.扁平足或高弓足。

4.其他部位受伤代偿所致。

5.肥胖或体重过低。

6.Haglund畸形。

7.外伤或感染。

8.某些抗生素，如沙星类抗生素导致。

二、临床表现

患者基本可分为两类：年轻的运动员和中老年非运动员。运动员的止点性跟腱炎常表现为运动时跟部的疼痛。一般不影响日常的活动。非运动员性止点性跟腱炎可逐渐出现跟后部疼痛。开始为间断性疼痛，以后可转为持续性疼痛。症状如下：走路、跑步等运动时跟腱处疼痛；跟腱肿胀、发红；跟腱疼痛或者僵硬，多发于清晨；在病变区出现结节等。

三、治疗方案

（一）非手术治疗

95%的患者使用非手术治疗就可取得较好的效果。方法包括：

1.对于运动员的止点性跟腱炎，应适当减少运动量，避免在坡道或硬的地面跑跳。症状严重者，可能需要休息或制动4~6周。

2.运动后可使用冷敷。

3.疼痛较重者，可使用激素注射到跟腱周围，但不宜多次注射，以免发生跟腱断裂。

4.穿软帮的鞋减轻对跟腱止点的挤压，还可用带有硅胶护垫的跟腱袜保护。软性跟腱护套可减轻跟腱承受的应力，减轻疼痛。鞋跟抬高也可减轻跟腱的应力。矫形鞋或足垫可以纠正足的力线不良，达到减轻跟腱应力的目的。

5.理疗，轻柔的跟腱牵拉训练。

6.对于非运动员性止点性跟腱炎，也可先试用上述非手术治疗方法。

（二）手术治疗

如果经过6个月非手术治疗失败，可采用手术治疗。手术治疗的原则一般包括：

1.切除滑囊。

2.切除增生的滑囊突（Haglund畸形）。

3.切除退变或钙化的肌腱。

4.延长挛缩的腓肠肌或跟腱。

四、预防措施

跟腱炎在运动爱好者中最为多发，曾被称为"跑者癌症"。跟腱炎大多难以治愈，加上运动者经常超越自身的极限过度训练，出现复发在所难免，这就需要长时间的恢复和休养。想要完全杜绝跟腱炎的发病很困难，但是可以采取一些必要的预防措施来降低它的风险。

例如：

1.在运动前务必认真做好热身，如果热身不够充分，小腿肌肉过于紧绷，高强度训练所产生的冲击力传到跟腱，就有可能引发跟腱炎。

2.加强身体综合素质的培养，尤其是力量训练，较重负荷、多组数小腿运动能够让跟腱承受更大的力量；增强式训练可以提高小腿和踝关节处的肌肉、肌腱和韧带的运动水平；小腿拉伸运动可以提高肌腱的柔韧性；进行一些提高身体平衡能力的运动，锻炼身体感知和自我调节的能力，尤其是对本体感应能力的专门强化。

3.挑选合适的鞋子，如果鞋子过大，人们往往会弯曲脚趾抠住鞋底，这个动作会过度使用跖腱膜和相关组织，导致局部肌腱劳损，引发跟腱炎。

4.在进行身体锻炼时，一定要遵循客观规律，循序渐进，跑步距离增加过快或者训练过量，会给跟腱带来很大的冲击力，一旦拉伸放松做不到位，疲劳引起堆积，就会触发跟腱炎。如果在进行某项运动时感觉到疼痛，应立即停下并休息。保证鞋子向脚踝提供充分的缓冲，并应该有坚固的脚弓支架，以帮助减少跟腱的压力。每天均应进行拉伸运动，在锻炼前及锻炼后多拉伸小腿的腓肠肌和跟腱，以保持跟腱的坚韧度。

五、围手术期康复护理

1.离心运动

离心运动（拉长小腿肌肉）可以显著改善跟腱炎的症状，提高患者的康复概率。具体实施步骤如下：先站立在朝上的楼梯台阶上；脚趾着力于楼梯上，脚跟离开楼梯；慢慢放下脚跟，使其低于楼梯；离心运动使脚跟下探，拉长小腿肌肉，有轻微的拉伸小腿感，慢慢回到起始位置。开始时是双脚训练，好转后改为单脚训练，后期可以增加重量进行训练（负重），持续跟腱离心运动。

2.踝泵训练

当我们屈伸踝关节的时候，小腿的肌肉就会收缩和放松。跖屈（脚尖向下踩）的时候，小腿三头肌收缩变短，胫骨前肌放松伸长；背屈（向上勾脚尖）的时候，胫骨前肌收缩变短，小腿三头肌放松伸长。

这两组相对应的肌肉在收缩时，就像泵一样把血液和淋巴液挤压回流，放松的时候新鲜的血液就又流进去了，可以促进整个下肢的循环。

（董　红　乐高慧）

第十一章

创伤患者的围手术期康复护理

第一节　Pilon骨折患者的围手术期康复护理

Pilon骨折是指累及胫距关节面的胫骨远端骨折，胫骨Pilon骨折目前尚没有明确的定义，一般是指胫骨远端1/3波及胫距关节面的骨折，胫骨远端关节面严重粉碎，骨缺损及远端松质骨压缩。常合并有腓骨下段骨折（75%~85%）和严重软组织挫伤。Pilon骨折应包括：

（1）踝关节和胫骨远端的干骺端骨折，通常伴有踝关节的关节面粉碎性骨折。

（2）内踝骨折。

（3）胫骨前缘骨折。

（4）胫骨后面横形骨折。

一、病因及发病机制

Pilon骨折常发生于高处坠落、车祸骤停、滑雪或绊脚前摔。胫骨轴向暴力或下肢的扭转暴力是胫骨远端关节面骨折的主要损伤机制。两种不同的损伤机制导致Pilon骨折，其预后亦不同，受伤时踝关节的位置与骨折类型密切相关。

二、骨折分型

Pilon骨折高度不稳定、关节软骨损伤严重。治疗难度大，并发症多，致残率高，是最具有挑战性的骨科难题之一。骨折分型的目的主要是在于如何指导治疗及提示预后情况。Pilon骨折分型众多，主要包括Lauge-Hansen踝部骨折分型（垂直压缩损伤）、Gay-Evrard分型、Ruedi-Allgower分型、Kellam-Waddell分型、Maale-Seligson分型、Mast-Spiegel分型、Ovadia-Bealsedi分型、AO分型、AO/OTA分型等。目前比较常用的分型为以下两种：Ruedi-Allgower分型和AO/OTA分型。

Ruedi-Allgower分型：

Ⅰ型：经关节面的胫骨远端骨折，较小的移位。

Ⅱ型：明显的关节面移位而粉碎程度较小。

Ⅲ型：关节面粉碎移位及粉碎程度较严重。

AO/OTA分型：

B1：部分关节内骨折，单纯劈裂骨折（腓骨完整或伴腓骨简单骨折、粉碎性骨折或腓骨双骨折）。

B2：部分关节内骨折，劈裂压缩骨折（腓骨完整或伴腓骨简单骨折、粉碎性骨折或腓骨双骨折）。

B3：部分关节内骨折，粉碎性压缩骨折（腓骨完整或伴腓骨简单骨折、粉碎性骨折或腓骨双骨折）。

C1：完全关节内骨折，关节面、干骺端均为简单骨折（腓骨完整或伴腓骨简单骨折、粉碎性骨折或腓骨双骨折）。

C2：完全关节内骨折，关节简单骨折，干骺端粉碎骨折（腓骨完整或伴腓骨简单骨折、粉碎性骨折或腓骨双骨折）。

C3：完全关节内骨折，关节面粉碎（腓骨完整或伴腓骨简单骨折、粉碎性骨折或腓骨双骨折）。

三、临床表现

1.若为闭合性骨折，会出现局部肿胀、压痛、畸形、瘀斑，严重者可能会存在血管、神经断裂。若为开放性骨折，可伴有骨外露、骨缺损等。

2.Pilon骨折为高能量损伤，通常会伴发其他部位骨折或脏器损伤，故应完善头、胸、腹CT予以排除。

3.若骨折损伤大血管或伴发脏器损伤，则存在休克的可能，应注意密切观察患者生命体征。

四、术前准备

1.评估双侧足背动脉搏动情况及创面情况，予以抬高患肢，建立多条静脉通道，及时按医嘱补液或输血，纠正血容量不足。

2.病情观察，积极完善术前准备，严密观察患者神志、生命体征、尿量等；遵医嘱积极完善药敏实验、输液、给药等各项术前准备。

3.进行常规术前宣教，安慰患者，帮助患者放松心情。

五、治疗方案

（一）非手术治疗

适应于Ⅰ型无移位骨折、全身情况较差不能耐受手术者，以及为延期手术做准备的治疗，主要有手法复位石膏外固定、跟骨牵引、外支架牵伸固定等。

（二）手术治疗

手术指征：Ⅱ、Ⅲ型开放性骨折，骨折明显移位或嵌插、缺损、伴有神经血管损伤、轴向对线不良、关节面骨折移位大于2 mm者，均需积极行手术治疗。

手术原则：低能量损伤的Pilon骨折积极行切开复位内固定术（ORIF）；高能量损伤者，采用有限内固定和外固定结合的治疗手段。目前主张"生物学"原则：强调细致的软组织暴露，骨折块的有限剥离，间接复位，稳定固定后早期活动和晚期负重等。治疗目的可以归纳为"3P"：即保护骨与软组织活力、进行关节面的解剖复位、提供满足踝关节早期活动的固定。

六、围手术期护理

围手术期康复护理应涵盖心理、生理、社会功能等多方面的内容，注重患者的个体特征，做好针对性围手术期康复护理工作。

（一）心理护理

由于突然的意外事故，大部分患者心理应激反应突出，常有焦虑、恐惧、烦躁等心理反应，应根据患者个体情况采取针对性护理，如启发、疏导、暗示、支持、成功案例分享等方式鼓励患者战胜疾病、配合治疗。

（二）预防下肢深静脉血栓

Pilon骨折存在手术创伤、长期卧床等诸多下肢深静脉血栓形成的危险因素，应避免行下肢静脉穿刺，遵医嘱予抗凝治疗，按计划功能锻炼，注意观察下肢有无肿胀、感觉障碍等异常现象。

（三）预防压疮

由于患者需长期卧床，尤其应重视压疮预防工作，保持患者床单位清洁干燥，定时更换体位，有条件者可使用气垫床。为减少频繁抬臀带来的痛苦，术后4~6小时即可进行健侧翻身，可平卧位、侧卧位定时更换，患者摆"Z"字形体位。

（四）预防肺部感染

指导患者深呼吸及有效咳嗽，体弱及年龄偏大者可用吸管吹气泡练习深呼吸，2组/天，20~30次/组；每2小时协助翻身叩背1次，促进排痰；遵医嘱予雾化吸入治疗，多饮水。

（五）预防泌尿系统感染

骨折后尿潴留、排尿不畅以及侵入性操作都可引起泌尿系统感染。应保持尿管通畅，鼓励患者多饮水，每日饮水量1 500~2 000 ml；保持会阴部清洁干燥，每天会阴护理2次；观察尿液的颜色、性状等，注意关注各项实验室检查指标。

（六）饮食护理

鼓励患者多食富含纤维素、高蛋白饮食，多食新鲜蔬菜及水果，多饮水，忌烟酒、忌刺激性食物及易胀气食物，保持大便通畅。

（七）牵引护理

注意钉道护理，保证牵引重量适宜，牵引重量不可随意增减，保证牵引持续有效。

七、围手术期康复指导

根据患者情况制订功能锻炼计划，指导患者循序渐进地进行肌力和关节活动度的锻炼，增加强度以患者感到疼痛可耐受为度。遵循原则，注重早期活动，尽早下床，患者晚负重，活动范围由小到大，次数由少变多，时间由短变长，强度由弱变强。

1.术后早期患肢制动、抬高、冰敷，保持患肢处于中立位；术后6小时或者麻醉清醒后即可鼓励患者进行患肢足趾屈伸运动。

2. 术后1天开始进行股四头肌和腓肠肌等长收缩运动， 1组/小时， 10个/组，末端维持10秒。

3.术后第2天开始进行被固定的关节主动屈伸活动，屈伸关节时尽可能保持最大限度的范围，还可以进行患肢直腿抬高运动。

4.在伤口恢复良好的情况下，术后1~2周在康复师的指导下进行主动或被动关节功能锻炼，防止发生关节僵硬。

5. 功能锻炼间隙一定佩戴支具维持患足处于中立位，防止跟腱挛缩。

6. 在明确骨折愈合前，患肢1~3个月内避免负重，2~3个月可穿戴充气靴，4个月后根据患者情况可适当负重，一般开始负重5 kg，每周增加5 kg，直到体重的一半。

7. Pilon骨折后康复训练的重点在于下肢各关节活动度的恢复与维持。

8. Pilon骨折患者术后切忌热敷和泡脚，可冰敷患处。

告知患者术后10~14天拆线，出院后按照阶段性康复训练循序渐进，进行功能锻炼，告知患肢术后肌力训练和踝关节活动度锻炼的重要性，需要严格执行、持之以恒，切勿操之过急，不合理的功能锻炼反而对恢复关节功能不利；鼓励患者自己完成一些日常活动，如吃饭、刷牙、洗脸等；出院后坚持功能锻炼，如中途停止锻炼，可能会发生局部组织粘连，影响关节的屈伸活动；注意合理饮食，注意钙质的补充，防止便秘；告知患者定期门诊随访。

（唐　霞　师　莉）

第二节　距骨骨折患者的围手术期康复护理

距骨包括距骨体（距骨后突及距骨外侧突等）、距骨颈和距骨头。距骨是距下关节、跗横关节及踝关节复合体的关键连接，参与足踝部多种复合的运动。在距骨骨折脱位时，进入距骨的血管易受损伤，未断裂的血管因局部软组织挫伤、肿胀及骨折脱位的挤压导致血管受阻，发生距骨缺血性坏死。

一、病因及分类

距骨骨折多由高处坠落、交通事故、重物压砸及运动所致。

1. 距骨头骨折

常常累及距舟关节，并将导致退行性关节炎。

2. 距骨颈骨折

分类常用Hawkins分型：

Ⅰ型骨折：骨折线垂直通过距骨颈，不伴有距下关节和踝关节的脱位或者半脱位，是Ⅳ型骨折中唯一的无移位的骨折，缺血坏死率约13%。

Ⅱ型骨折：最常见骨折，距骨颈的垂直骨折，并伴有距下关节的脱位和半脱位，偶尔会伴有踝关节的脱位，缺血坏死率约50%。

Ⅲ型骨折：距骨颈的垂直骨折，并伴有距下关节及踝关节的脱位或者半脱位，缺血坏死率约95%。

Ⅳ型骨折：距骨颈移位骨折，合并胫距、距下距舟关节半脱位或全脱位，缺血坏死率几乎100%。

3. 距骨体骨折

可分为6型：压缩型、冠状面骨折、矢状面剪切型、后结节骨折、外侧突骨折、挤压骨折。

4. 距骨周围突骨折

典型表现是在损伤后出现踝关节—距下关节后侧部位的疼痛；整个踝关节和后足会逐渐出现压痛，可表现为典型的踝关节扭伤。

二、临床表现

1.踝关节下部肿胀、疼痛，患者不能站立和负重行走。

2.蹞趾屈曲挛缩，足外翻、外展。

3.局部皮色苍白缺血或发绀。

三、治疗方案

（一）非手术治疗

1.卧床休息。

2.复位与固定：无移位的骨折可采用石膏外固定6~8周。

（二）手术治疗

切开复位内固定术：骨折不稳可使用切开复位内固定或者闭合复位。距骨头骨折多向背侧移位，可用手法复位，复位成功以后避免患处过早负重。Ⅲ型骨折需手术治疗，切开复位内固定。

四、围手术期护理

距骨头骨折：如果获得安全固定，术后2周左右开始进行早期功能锻炼，术后至少6周才能负重；如果固定有限，需要短腿石膏固定在中立位或者跖屈位6周并避免负重。

距骨颈骨折：Ⅰ型骨折短腿石膏固定8~12周，当骨小梁穿过骨折线后表示距骨体未发生缺血性坏死，再开始适当负重。

距骨体骨折：术后6~8周避免负重，踝关节支具保护。

距骨周围突骨折：无移位或者轻微移位应用短腿石膏固定6~8周，术后4~6周避免负重。

（一）心理护理

由于突然的意外事故，大部分患者心理应激反应突出，常有焦虑、恐惧、烦躁等心理反应，应根据患者个体情况采取针对性护理，如启发、疏导、暗示、支持、成功案例分享等方式鼓励患者战胜疾病、配合治疗。

（二）预防下肢深静脉血栓

距骨骨折存在手术创伤、长期卧床等诸多下肢深静脉血栓形成的危险因素，应避免行下肢静脉穿刺，遵医嘱予抗凝治疗，按计划进行功能锻炼，注意观察下肢有无肿胀、感觉障碍等异常现象。

（三）预防压疮

由于患者需长期卧床，尤其应重视压疮预防工作，保持患者床单位清洁干燥，定时更换体位，有条件者可使用气垫床。为减少频繁抬臀带来的痛苦，术后4~6小时后即可进行健侧翻身，可平卧位、侧卧位定时更换，患者摆"Z"字形体位。

（四）预防肺部感染

指导患者深呼吸及有效咳嗽，体弱及年龄偏大者可用吸管吹气泡练习深呼吸，2组/天，20~30次/组；每2小时协助翻身叩背1次，促进排痰；遵医嘱予雾化吸入治疗，多饮水。

（五）预防泌尿系统感染

骨折后尿潴留、排尿不畅以及侵入性操作都可引起泌尿系统感染。应保持尿管通畅，鼓励患者多饮水，每日饮水量1 500~2 000 ml；保持会阴部清洁干燥，每天会阴护理2次；观察尿液的颜色、性状等，注意关注各项实验室检查指标。

（六）饮食护理

鼓励患者多食富含纤维素、高蛋白饮食，多食新鲜蔬菜及水果，多饮水，忌烟酒、忌刺激性食物及易胀气食物，保持大便通畅。

五、围手术期康复指导

根据患者情况制订功能锻炼计划，指导患者循序渐进地进行肌力和关节活动度的锻炼，增加强度以患者感到疼痛可耐受为度。遵循原则，注重早期活动，尽早下床，患者晚负重，活动范围由小到大，次数由少变多，时间由短变长，强度由弱变强。

1.术后早期患肢制动、抬高、冰敷、穿戴矫正鞋，保持患肢处于中立位；术后6小时或者麻醉清醒后即可鼓励患者进行患肢足趾屈伸运动。主动：1组/小时，10个/组，末端维持10秒；被动：2组/天，10个/组，末端维持30秒。

2.术后一天开始进行股四头肌和腓肠肌等长收缩运动。

3.在伤口稳定情况下，术后1~2周在康复师的指导下进行主动或被动关节功能锻炼，防止发生关节僵硬。

4.功能锻炼间隙一定佩戴支具维持患足处于中立位，防止跟腱挛缩。

5.在明确骨折愈合前，患肢避免负重12~16周，2~3个月可穿戴充气靴，4个月后根据患者情况可适当负重，一般开始负重5 kg，每周增加5 kg，直到体重的一半。

6.距骨骨折后康复训练的重点在于下肢各关节活动度的恢复与维持。

7.距骨骨折患者术后切忌热敷和泡脚，可冰敷患处。

患者术后一般10~14天拆线，出院后按照阶段性康复训练循序渐进，进行功能锻炼，术后肌力训练和踝关节活动度锻炼需要严格执行、持之以恒，切勿操之过急，不合理的功能锻炼反而对恢复关节功能不利；鼓励患者自己完成一些日常活动，如吃饭、刷牙、洗脸等；出院后坚持功能锻炼，注意合理饮食，注意钙质的补充，防止便秘。

（唐　霞）

第三节　踝关节骨折患者的围手术期康复护理

一、病因

踝关节由胫、腓骨下端的关节面与距骨滑车构成，故又名距骨小腿关节。胫骨的下关节面及内、外踝关节面共同形成的"冂"形的关节窝，容纳距骨滑车（关节头），由于滑车关节面前宽后窄，当足背屈时，较宽的前部进入窝内，关节稳定；但在跖屈时，如走下坡路时滑车较窄的后部进入窝内，踝关节松动且能做侧方运动，此时踝关节容易发生扭伤，其中以内翻损伤最多见，因为外踝比内踝长而低，可阻止距骨过度外翻。踝关节主要由胫腓骨下端和距骨组成，踝关节骨折主要因为间接性暴力所致，以踝关节剧烈疼痛、皮下瘀斑为主要表现，且患者关节活动受限，影响正常行走能力。可根据暴力方向、大小及受伤时足的位置的不同可引起各种不同类型的骨折。

二、临床表现

踝关节外伤后踝部剧烈疼痛 继而出现肿胀和皮下瘀血、青紫。不敢活动踝关节，患者不能行走，严重时足部出现循环障碍。检查可见踝关节畸形，内踝和外踝有明显压痛，并可有骨擦音。

三、分类

踝关节骨折多由间接暴力引起踝部扭伤后发生。根据暴力方向、大小及受伤时足的位置的不同，可引起各种不同类型的骨折。有时踝关节受到直接暴力的作用发生复杂性骨折。

临床常用分类方法是Lange-Hansen分类法、Davis-Weber分类法和AO分类法。

1. Lange-Hansen 分类法

根据足在受伤时的位置和暴力的方向进行骨折分型，是踝关节骨折第一个现代的分类方法，对于踝关节不稳定骨折的闭式复位有指导意义。但此分类较复杂，临床广泛应用有一定困难，另外，有时难以描述临床所见骨折。

2.Davis-Weber 分类法

根据外踝骨折的位置，可把踝关节骨折分为A、B、C三型。此分类较简单，使用方便，但却不能说明整个踝关节的各种复杂改变。国际创伤学会（AO）进一步细化了Davis-Weber分类法（AO分类法）。

（1）A型：下胫腓联合水平以下的损伤。

A1型：单纯损伤，又可分为①外侧副韧带断裂；②外踝尖撕脱骨折；③外踝横断骨折。

A2型：A1型加内踝骨折。

A3型：A1型加内踝及胫骨远端后内侧骨折。

（2）B型：经下胫腓联合的腓骨骨折。

B1型：单纯外侧损伤，①简单骨折；②伴有下胫腓前韧带断裂；③粉碎骨折。

B2型：B1型加内侧损伤，①简单腓骨骨折伴内侧韧带和下胫腓前韧带断裂；②简单腓骨骨折伴内踝骨折和下胫腓前韧带断裂；③粉碎腓骨骨折合并内侧损伤。

B3型：B2型加Volkman骨折，①简单腓骨骨折伴内侧韧带断裂；②简单腓骨骨折伴内踝骨折；③粉碎腓骨骨折合并内踝骨折。

（3）C型：下胫腓联合以上损伤。

C1型：简单腓骨干骨折，①伴有内侧韧带断裂；②伴内踝骨折；③伴内踝骨折及Volkman骨折或Duputren骨折。

C2型：粉碎的腓骨干骨折，①伴有内侧韧带断裂；②伴内踝骨折；③伴内踝骨折及Volkman骨折或Duputren骨折。

C3型：腓骨近端骨折，①无短缩，无Volkman骨折；②有短缩，无Volkman骨折；③伴有内侧损伤和Volkman骨折。

四、治疗方案

（一）非手术治疗

适用于没有移位的骨折。可采用石膏或支具固定4~6周，并开始康复计划。

1. 1 期（0~4周）

（1）主动活动足趾。

（2）股四头肌收缩练习。每组20次，休息1分钟后，开始第2组，持续2~4组，每天2~3次。还可行直腿抬高练习，向上直腿抬高，使股四头肌收缩。向内、外的抬腿，使内收肌和外展肌得到锻炼。每组20次，休息1分钟后，开始第2组，持续2~4组，每天2~3次。

（3）患肢避免负重，拄拐行走。

（4）膝关节伸屈练习。每次5~20分钟，每天1~2次。

2. 2 期（4~6周）

（1）根据病情，4周练习活动时，可取下石膏，其他时间仍需石膏固定。

（2）不推荐使用温水泡脚。防止肌腱挛缩。

（3）轻柔地练习踝关节旋转活动。每次10~15分钟，每天2~3次。

（4）根据患者疼痛和肿胀程度，逐渐加大踝关节活动度。

3. 3 期（6~8周）

抗阻力踝关节活动练习，如抗阻力背屈、跖屈、内外翻。每组动作30次，休息30秒后开始第二组，连续2~4组，每日2~3次。

（二）手术治疗

适用于移位骨折。治疗的目的是恢复正常的解剖结构并在骨折愈合过程中维持骨折的复位，尽可能早的开始功能活动，恢复踝关节功能。骨折复位后，内踝多使用螺钉或张力带钢丝固定，外踝多是用钢板、螺钉固定。如果踝关节骨折合并下胫腓关节分离。固定骨折后，对于仍有下胫腓关节的不稳定，需要行下胫腓的固定手术后开始康复计划。

五、围手术期护理

（一）术前护理

根据日常护理措施，做好基础护理，其中包括控制病室温、湿度，通气、床铺更换、基础治疗等护理，同时保持舒适体位（平卧或健侧卧位，将患肢用软枕垫高），做好饮食与日常护理。

（二）心理护理

1.给患者介绍病房的环境，主管护士、医生姓名，消除患者对陌生环境的焦虑。

2.患者因为疼痛、活动受限，以及骨折期间会给患者带来一些精神压力，需要护士进行心理评估，针对评估结果制订详细的心理护理措施，可加强沟通，鼓励患者积极配合治疗，学我自我调节，鼓励患者或者指导患者听音乐、看书、看报等，转移注意力，最终缓解患者的心理压力。

3.为患者讲解手术的目的性和重要性、术前准备内容和注意事项，解释术后可能出现的不适及应对方法，使患者能积极配合治疗。

（三）术后常规护理

1.一般护理：麻醉清醒后去枕平卧6小时，术后禁食6小时，监测生命体征变化，做好心理护理等。患肢抬高20~30 cm，保持切口清洁，2周后拆除缝线。足趾至手术部位予无菌棉垫加压包扎。保持切口敷料干燥，有渗出及时予换药加压包扎。

2.疼痛护理：术后患者有不同程度的疼痛，护理上应妥善保护患部，制动肢体，避免伤口污染和防止再度损伤。对患者主诉疼痛要加强观察，及时处理，按医嘱使用止痛药物。当患者出现异常疼痛时，观察疼痛诱发因素，并注意寻找有无其他并发症发生。

3.感染护理：监测患者体温变化，创面浅表感染可通过引流、换药、合理应用抗生素等措施进行处理；深部感染，则需再次扩创，冲洗闭式引流，内固定牢固，则不需取出内固定。

六、术后康复训练

（一）早期阶段（0~2周）

1.术后1~3天，开始足趾主动和被动屈伸活动。

2.术后1~3天，开始股四头肌收缩练习。每组20次，休息1分钟后，开始第二组，持续2~4组，每天2~3次。还可以直腿抬高练习，向上直腿抬高，使股四头肌收缩。向内、外地抬腿，使内收肌和外展肌得到锻炼。每组20次，休息1分钟后，开始第二组，持续2~4组，每天2~3次。

3.术后一周：开始腿部肌力练习。

4.抗阻力伸、屈膝练习。

（二）术后（2~4周）

1.内固定稳定者，去除石膏。

2.主动练习踝关节活动：主动屈伸内外踝关节，缓慢、用力、最大限度，但必须在无痛或微痛范围内。

3.被动练习踝关节活动：逐步开始被动踝关节屈伸练习，逐渐加力。

4.增加关节活动度，在2~3个月使踝关节的活动达到健侧水平。

（三）中期阶段（4~8周）

根据X线检查结果拆除石膏或支具固定。

1.开始踝关节及下肢负重练习、后向跨步练习、侧向跨步练习。

2.强化踝关节周围肌肉力量，抗阻力勾腿、抗阻力踝内翻练习、抗阻力踝外翻练习、坐立垂腿勾腿练习。

3.踝关节主动屈伸活动，并辅以外力来增加踝关节活动范围。每日至少早、中、晚各锻炼100次，同时鼓励患者做髋及膝关节的康复活动，持续6~8周。

（四）后期阶段（8~12周）

1.踝关节和下肢肌力练习：半蹲练习、提踵练习、上下台阶练习。

2.保护下完全下蹲，充分恢复踝关节背屈活动度和跟腱柔韧度。每次3~5分钟，每日2~3次。

3.术后3个月后行走练习，由慢到快。

4.术后6月后开始恢复体力劳动及运动。

踝关节骨折术后患者需注意心理调适，保持心情舒畅，有利于身体的健康。

手术后注意休息，生活规律，戒烟、戒酒，适当锻炼，劳逸结合。养成良好的饮食习惯。以高蛋白、高能量、丰富维生素的食物为主，如瘦肉、鱼类、豆制品，适当补充钙质。

（李　俊）

第四节　跟骨骨折患者的围手术期康复护理

跟骨骨折是一种常见的骨折，表现为足跟部剧烈疼痛、肿胀和瘀斑，足跟不能着地行走，跟骨压痛。但如骨折线进入关节面或复位不良，后遗创伤性关节炎及跟骨负重时疼痛者很常见。

一、病因

跟骨骨折在跗骨骨折中最常见，约占全部跗骨骨折的60%。多由高处跌下，足部着地，足跟遭受垂直撞击所致。

二、临床表现

1.疼痛：足跟疼痛明显，患者不能站立、行走。
2.局部肿胀、压痛、畸形或有骨擦音。

三、临床分型

跟骨骨折Sanders分型根据CT 30° 半冠状位扫描，最大限度显示距下关节后关节面，将跟骨平均分为3柱，跟骨后关节面由平行于跟骨纵轴的A、B两线分为3个等大的区域，产生3种潜在的骨折块，外侧、中央、内侧。

Ⅰ型：所有无移位的关节内骨折。

Ⅱ型：后关节面2片段骨折，根据骨折线的位置分为A、B、C 3个亚型。

Ⅲ型：后关节面3片段骨折，按照2个骨折线的位置分为AB、AC、BC 3个亚型。

Ⅳ型：后关节面4片段骨折，为严重的粉碎性关节内骨折，常不止4个骨折块。

四、检查

1. X线平片（包括正、侧位及跟骨轴线位片）一般即可明确诊断，除摄侧位片外，应拍跟骨轴位像，以确定骨折类型及严重程度。

2.诊断困难者可行CT扫描或MRI检查，尤其是CT扫描在该骨折分型诊断及预后判定上作用较大。

五、治疗方法

（一）非手术治疗

1. 无移位的跟骨骨折

包括骨折线通向关节者，用石膏托制动4~6周，待临床愈合后即拆除石膏。

2. 有移位的骨折

如跟骨纵行裂开，跟骨结节撕脱骨折和跟骨载距突骨折等。可行手法复位，然后用石膏固定于功能位4~6周，后结节骨折需固定于跖屈位。

（二）手术治疗

1.骨圆针撬拨复位及固定。

2.切开复位加压螺丝钉内固定。

3.切开复位和骨移植术。

六、围手术期康复护理

为便于临床康复治疗，关节内骨折后的康复大致以时间划分为骨折固定期（早期）和骨折愈合期（后期）两个阶段。

（一）骨折固定期（早期）

1. 患肢抬高

有助于肿胀消退，患肢的远端必须高于近端，患肢要高于心脏平面。

2. 物理疗法

作用为消炎，减轻肿胀，缓解疼痛，改善血液循环，促进骨痂形成，促进骨折愈合，软化瘢痕，松解粘连。

3. 石膏固定

将踝关节固定在跖屈位，膝关节屈曲45°左右位置。石膏固定期间应注意抬高患肢，松紧适宜。关注皮肤情况，肿胀明显者，可使用冰袋冰敷消肿。

4. 运动疗法

主动运动是预防和消除水肿的最有效、最可行和花费最少的方法。主动运动有助于静脉和淋巴回流。患肢和躯干部应尽可能维持其正常活动，以改善全身状况，防止合并症（压力性损伤、呼吸系统疾患等）的发生。

（二）骨折愈合期（后期）

每种骨折都有大致的愈合时间，但每个骨折都必须根据自己的愈合过程和征象来判断其是否完成了愈合。骨折从临床愈合到骨性愈合需相当长的时间，因此，功能锻炼的强度和时间有一个循序渐进的过程，既不能超前，也不能滞后。要根据患者骨折的部位、程度、年龄以及整复、固定的方式做出科学的选择。因此，骨折愈合后期患肢从非使用性运动过渡到正常运用，应具备三个条件：①骨愈合；②足够的肌力；③康复治疗的目的是消除残存的肿胀，软化和牵伸纤维组织，增加关节活动范围，增强肌力和训练肌肉的灵巧度。在骨折愈合期（后期）主要采用以下运动方式：

1. 主动助力运动

限制解除后肢体难以自主活动，可采用助力运动，以后随着关节活动度的改善，可减少助力。

2. 主动运动

受累关节进行各运动轴方向的主动活动，运动幅度应逐渐增大，在患者耐受范围内进行，每次30分钟左右，每日数次。有时为提高治疗效果，宜每小时进行一次，每次5~10分钟。

3. 被动运动

对有组织挛缩及粘连严重，造成主动运动及助力运动无效者，可采用被动牵拉或关节松动技术，来松动僵硬的关节，但牵拉应平稳、轻柔，不应引起明显疼痛和肿胀。切忌暴力，以免造成新的组织损伤。

（胡晓磊）

第五节 Lisfranc损伤患者的围手术期康复护理

Lisfranc 损伤指跖跗关节和楔间关节的骨质或韧带损伤，包括稳定损伤、部分扭伤、中足严重移位、不稳定骨折或骨折脱位，由法国人Lisfranc于1815年首先描述，为一种不常见的中足部损伤。随着体育竞技运动及交通运输业不断发展，Lisfranc 损伤发病率呈逐年增加趋势，近年来成为骨科医生研究的热点及难点。

一、病因及分类

跖跗关节，又称Lisfranc关节复合体，包括5个跖骨基底部与相应的中足部跗骨，其中第1~3跖骨基底部与相应的楔骨（内、中、外）关节，第4跖骨基底部与外侧楔骨及骰骨关节，第5跖骨基底部与骰骨关节，多条韧带共同加强该关节。Lisfranc韧带是一条强壮的韧带，连接于内侧楔骨与第2跖骨基底部之间，是固定第1、2跖骨基底间相对位置的唯一韧带（其余各跖骨基底间有韧带连接），也是最容易发生损伤的部位。

Lisfranc损伤可为高能量损伤或低能量损伤：前者如重物坠落砸伤或车轮碾扎伤等，可导致明显的骨折脱位；后者如前足外展损伤或足跖屈损伤等，可仅导致Lisfranc韧带的不同程度扭伤。

Quenü–Küss骨折–脱位分型（1909）：A型，同侧移位；B型，单独移位；C型，分离移位。

Hardcastle 骨折–脱位分型（1982）：A型，第1~5跖骨均向外侧脱位（最常见）；B型，第1、2跖骨间分离；C型，第2~5跖骨向外侧脱位。

二、临床表现

1.足底以Lisfranc关节为中心的瘀斑。

2.中足足背有肿胀、畸形及压痛。

3.检查者一手固定足跟，另一只手跖屈和背伸跖骨头，跖跗关节出现疼痛。

4.患者仅以患足的足跟着地单足站立时会引起疼痛。

5.血管神经情况评估：足背动脉通过第1、2跖骨间隙，在严重脱位时容易损伤。

三、治疗方案

（一）非手术治疗

1.适应证

非移位损伤，Nunley 和 Vertullo 分级为 I 级损伤。

2.主要方法

石膏固定肢体制动4~6周，6周后开始负重，3个月可完全负重，2周复查X线片，复查第2跖骨和内侧楔骨的移位情况。

（二）手术治疗

1.适应证

移位＞2 mm，距跖骨角超过15°，不稳定的完全韧带损伤。

2.主要方法

切开复位内固定术等。

四、围手术期康复护理

（一）心理护理

多与患者交流沟通，了解其焦虑、恐惧的情绪，加以疏导，调节患者的情绪，减轻心理压力，树立康复的信心。

（二）疼痛护理

了解患者疼痛的部位、性质、程度、持续时间等，协助患者通过听音乐、聊天、看书等方式分散注意力，以减轻或消除疼痛，对于疼痛剧烈的患者，视情况遵医嘱给予止痛药。

（三）饮食护理

鼓励患者在不违背饮食原则的情况下，多食高钙、高蛋白的饮食，以利于恢复，多食新鲜蔬菜及水果，多饮水，防止便秘。

（四）康复训练

1.术后两周内，不负重的状态下足趾伸屈活动、踝关节活动、直腿抬高。

（1）足趾伸屈练习：足趾尽量屈/伸，保持5~10秒。

（2）踝泵练习：指踝关节做向上勾起和向下空踩的动作，5分钟/组，1~2组/小时。

（3）直抬腿练习：尽量伸直膝关节后直腿抬高至足跟离床15 cm处。

2.术后4~6周，在支具保护下不负重活动，主要练直腿抬高、活动踝关节、足趾活动。

3.术后2~3个月，在支具保护下部分负重活动。

4.术后3~6个月，在足弓垫保护下行走。鼓励患者自己完成一些日常活动，避免从事重体力劳动及剧烈运动；出院后坚持功能锻炼，如中途停止锻炼，可能会发生局部组织粘连，影响关节的屈伸活动；注意合理饮食，注意钙质的补充；告知患者定期门诊随访。

（梁文懿）

第十二章
血管、神经性疾病患者的围手术期康复护理

第一节　糖尿病足患者的围手术期康复护理

糖尿病足是指因糖尿病神经病变，包括末梢神经感觉障碍及自主神经损害，下肢血管病变——动脉硬化引起周围小动脉闭塞症或皮肤微血管病变以及细菌感染所导致的足部疼病、足部溃疡及足坏疽等病变。常常由于缺血、神经病变和感染三种因素协同发生作用而发病。

一、病因

糖尿病足是多种危险因素共同作用的结果。主要的诱因为感觉神经病变合并过高机械应力，同时若患者自主神经功能出现障碍，则影响其皮肤软组织状况，利于细菌入侵，且糖尿病患者由于长期处于高血糖状态，存在水肿、低效无氧代谢、高渗等情况，适合细菌生长导致足部溃疡并伴有感染情况。

二、临床表现

糖尿病足病症临床表现多样，在疾病早期出现感觉改变情况，呈现袜套样状态，由肢体远端病变开始，逐渐向近端发展，伴随温度调节功能、血运调节功能减弱，且排汗能力降低，使得局部组织韧性减小，出现较厚的胼胝，随着病情发展极易破碎或开裂，发展到疾病后期，在早期神经病变导致的病症外，会出现感染、溃疡、骨髓炎等情况。

三、治疗方案

糖尿病足治疗的总原则是将足创面局部的病理状态转变为生理状态，营造一个适合创面修复的微环境。

1. 全身治疗

严格控制血糖、抗感染、支持治疗及维持内环境的稳定。

2. 局部治疗

根据创面的分期进行处理。手术可采用截骨横向骨搬运手术。

四、围手术期康复护理

糖尿病足的发生发展都是可控可治的。积极做好糖尿病足的预防，可以有效降低糖尿病足的发生率。糖尿病患者一旦发现足破损或有皮肤颜色的改变，就要及时就诊及护理，可以避免糖尿病足的进一步恶化。

（一）预防护理

1. 控制血糖和体重

糖尿病患者血糖、体重的控制对于糖尿病病情发展起着重要作用。采用短效胰岛素和口服降糖药加长效胰岛素，可以有效控制血糖升高，减轻血管代谢压力，降低血液黏稠度，降低血脂，进而减少血管粥样硬化、形成斑块的可能，防止高血压的发生，从而尽可能有效地减少糖尿病足发病的诱发因素。

2. 戒烟限酒

饮酒是糖尿病足发生的重要因素之一，长期饮酒的患者会使动脉血管张力下降，同时还影响感染时的免疫应答机制。此外酒精具有麻痹神经的作用，过多饮酒导致患者不能及时感知足部情况而诱发和促使糖尿病足的发生发展。而烟草中所含的尼古丁，可引起周围血管痉挛，会加重肢体疼痛，同时降低动脉血与氧的结合力，增加血液黏稠度，减缓血流速度，加重动脉硬化，进而加重病情。所以戒烟限酒对于糖尿病足的防控有着重要作用。

3. 温水足浴

患者睡前可进行温水足浴，足浴的水温应该控制在38~40℃，水面超过踝关节10 cm，时间最好不超过20分钟。温水可以缓解疲劳，舒缓情绪，使患者得到身心的放松。同时温水刺激足部血管可以扩张足部毛细血管，加强血液循环，改善糖尿病患者足部皮肤由于远端神经血管病变而导致的趾端缺血缺氧的状况，从而预防糖尿病足的发生。足浴完毕后用柔软棉质毛巾擦干，不可湿脚穿鞋。

4. 足部检视

糖尿病患者需要每天检视足部情况，观察足部皮肤弹性、色泽、温度、动脉搏动情况，检查是否有破损和溃烂，由于糖尿病患者感觉阈值的异常增高，不能及时感知到足部皮肤状况的变化，所以需要患者及时自我检查，如有破损，应及时就医以防止感染。勤剪趾甲，减少细菌感染的可能，剪时注意不要损伤皮肤。

5. 选择合适的鞋袜

过小、过硬、过窄的鞋子都不适合糖尿病患者，在选择鞋子时应注意鞋子材质，用透气网眼面料制成，鞋内加深设计，要有足够的足趾空间，保证最佳的舒适性，鞋底和鞋垫要有一定的弹性以达到减震效果，鞋内部光滑，没有任何粗糙接缝。袜子采用无缝设计，具备透气、吸汗、舒适和防菌等特点。

（二）合并足部溃疡的护理

一旦发生糖尿病足部溃疡，需要立即重视起来，诊断和治疗的延误会导致病死率及截肢率的升高。

1.评估溃疡情况，即位置、缺血程度、细菌感染深度、Wagner分级。Wagner分级标准详见表8。

2.协助患者根据自己的运动能力选择合适的鞋袜，缓解压力。

3.控制缺血及感染。保持溃疡处清洁、干燥，行溃疡处细菌培养和药敏试验，指导临床进行有效的抗生素治疗。行 X 线检查明确患者有无骨质破坏及骨髓炎形成。使用活血、改善循环药物，指导患者适当做小腿和足部运动，促进血液循环。

4.协助专业临床医生在无菌条件下清创、换药，选择合适的敷料，促进伤口愈合。

表 8　Wagner 分级标准

分级	表现
0级	趾存在发生足溃疡的危险因素者
1级	足部皮肤表面溃疡，但无感染表现
2级	表现为较深的穿透性溃疡，常合并软组织感染，但无骨髓炎或深部脓肿，致病菌多为厌氧菌或产气菌
3级	深部溃疡常影响到骨组织，并有深部脓肿或骨髓炎
4级	局限性坏疽
5级	全足坏疽

（三）心理护理

糖尿病足患者多数体质较差，加之病程长，创面溃疡反复发作难以愈合，尤其是面临截肢的患者，很容易焦虑及恐慌，因此做好心理疏导尤为重要。根据患者的年龄、性格、知识层次、家庭和社会环境及患者当时病情，有针对性地分析患者的心理状态，进行有效的心理干预，增强患者战胜疾病的信心。良好的心理护理能发挥患者的主观能动性，使其积极配合治疗，有利于疾病的控制和转归。

（曾　蕾）

第二节　脉管炎患者的围手术期康复护理

脉管炎也称血栓闭塞性脉管炎是血管的炎性、节段性和反复发作的慢性闭塞性疾病，肢体动脉发生节段性炎症，首先侵袭四肢中、小静脉，以下肢最多见。血管管腔狭窄、闭塞、血栓栓塞的器质性血管病，病程长，多呈缓进性并逐渐加重，常致肢体发生缺血或瘀血病损，甚至肢体溃烂脱落，是一种残损率极高的疾病。

一、病因及分期

（一）病因

脉管炎在发病原因较复杂，一般与下列因素有关：

本病的病因至今尚未完全明了。吸烟、寒冷、潮湿、营养不良和性激素异常一直被认为是本病的主要发病因素，而吸烟与发病的关系尤为密切。在发病机制的研究中，有人曾提出了血管神经调节功能障碍、血液高凝状态和肾上腺功能亢进等学说。十多年来，免疫因素受到重视。通过对本病体液免疫、细胞免疫及免疫病理学的观察，不少学者认为，本病为一自身免疫性疾病。

（二）分期

病理进展缓慢，常呈周期性发作，往往需经数年才趋严重。病程的演变，根据肢体缺血的程度，可分为三期：

1. 一期（局部缺血期）

为病变的初级阶段。主要表现为患肢麻木、发凉、怕冷、酸胀、易疲劳、沉重和轻度间歇性跛行。后者为本期典型征象。当患者行走0.5~1 km路程后，小腿或足部肌肉出现胀痛或抽痛，如果继续行走，则疼痛加重，最后被迫止步。休息后，疼痛立即缓解。再行走后症状又出现，被称为间歇性跛行。随着病情的发展，行走距离逐渐缩短。此乃因行走后肌肉需氧量增加所致。检查患肢皮温降低，皮色较苍白，足背动脉或（和）胫后动脉搏动减弱。常有游走性血栓性静脉炎。

2. 二期（营养障碍期）

患肢麻木、发凉、怕冷、酸胀等症状加重，间歇性跛行日益明显，行走距离缩短，休息时间延长，疼痛转为持续性。在肢体处于休息状态下，疼痛仍不止，称为静息痛。夜间更为明显。患肢皮温明显降低，皮色更加苍白，或出现紫斑、潮红，皮肤干燥，汗毛脱落。趾甲增厚变形，小腿肌肉萎缩，足背动脉、胫后动脉搏动消失，腘动脉、股动脉搏动亦可减弱。

3. 三期（组织坏死期）

除上述症状继续加重外，患肢严重缺血，静息痛更为加重，疼痛剧烈，经久不息，患者日夜屈膝抱足而坐，整夜不眠。食量减小，体力日衰，明显消瘦。若并发局部感染，可出现发热、畏寒、烦躁等全身毒血症状。肢端组织缺血更为严重，产生溃疡或坏疽。大多为干性坏疽，趾端干枯发黑，可向近端延伸。坏死组织脱落后，形成经久不愈的溃疡。若继发感染，则呈湿性坏疽。根据坏疽的范围，可分为三级：Ⅰ级，坏疽局限于趾部；Ⅱ级，坏疽延及趾跖（趾掌）关节及跖（掌）部；Ⅲ级，坏疽延及足跟、踝关节或踝关节以上。

二、临床表现

1.肤色苍白，发绀，皮肤温度低，有异常感觉。

2.患者在发病前或者发病的过程中，可见反复发作的游走性浅静脉炎。

3.远侧动脉搏动减弱，甚至是消失。

4.患肢感到疼痛，早期末梢神经受到刺激，动脉阻塞会造成缺血性疼痛，同时患肢在行走一段路程后，有十分严重的疼痛，让患者不得不停下来休息，症状加剧后，患者不能行走，被称为间歇性跛行或静息痛。

5.患肢严重缺血，会产生干性坏疽，脱落后容易形成久治不愈的溃疡。

早期脉管炎有什么表现，每个患者都要清楚，这样才能更好地分辨自身脉管炎症状，另外在脉管炎刚发生的时候，患者都要做好及时性的检查与治疗，关注自身脉管炎病情的发展程度，避免脉管炎引起其他疾病。

三、治疗方案

（一）非手术治疗

戒烟、保暖、扩血管药物、抗凝药物、抗栓药物、高压氧。

（二）手术治疗

1.交感神经节切除术和肾上腺部分切除术，能解除血管痉挛，改善患肢血供。

2.动脉血栓内膜剥除术是将病变动脉的血栓内膜剥除，从而重建患肢动脉血流的手术方法，适用于股动脉闭塞以及胫前动脉、胫后动脉和腓动脉至少有一支通畅的第二、第三期患者。

3.动脉旁路移植术在闭塞动脉的近、远端行旁路移植，是另一种重建患肢动脉血流的方法。

4.胫骨横向骨搬运技术即给骨骼适当的牵拉作用，调动机体的自然修复潜力，促使骨骼和临近的肌肉、筋膜、血管等同步生长，最终达到微循环重建的目的。

5.缺血形成坏疽的，积极处理创面，控制感染。

6.坏疽继发感染并出现全身中毒症状、肢体剧痛，经各种治疗难以控制或足部坏疽达足跟、踝关节以上且界限清楚可行截肢术。

四、围手术期护理

围手术期康复护理应涵盖心理、生理、社会功能等多方面的内容，注重患者的个体特征，做好针对性围手术期康复护理工作。

（一）心理护理

评估患者的心理状态、家庭和社会的支持情况，由于疾病的久治不愈、高昂的治疗费用以及较长的治疗病程，使患者的经济负担加重，而使其有焦虑、恐惧、烦躁等心理反应，应根据患者个体情况采取针对性护理，如启发、疏导、暗示、支持、成功案例分享等方式鼓励患者战胜疾病、配合治疗，建立良好的护患关系，注重围手术期的宣教，耐心答疑解惑，消除不良心理，使其树立战胜疾病的信心。

（二）疼痛护理

对患者实施围手术期疼痛管理。科室成立三级疼痛护理管理和监控，由责任护士、责任组长及护士长组成三级疼痛管理小组，护士长负责对本单元的患者疼痛进行监控、指导和管理，责任组长负责对本组患者疼痛进行指导，责任护士负责对所分管患者的疼痛进行监控和管理。入院时，建立患者疼痛评分表，运用VAS量表对其疼痛程度进行评分，根据评分结果制订详细的疼痛管理计划。评分超过3分，及时处理，止痛方法以药物与超声波、红外线等物理治疗相结合，术前常规口服药物超前镇痛，评估疼痛措施是否有效，并及时调整治疗方案。

（三）体位护理

将患肢平放，使患者体位舒适，注意保护健侧皮肤。

（四）预防下肢深静脉血栓

给予患者静疗时应避免行下肢静脉穿刺，在实施抗凝治疗时，应注意观察有无牙龈出血、鼻出血、皮下出血、瘀青、血尿等并发症。患者实施手术治疗后，在麻醉清醒后可尽早做股四头肌收缩，踝关节背屈、跖屈运动，伸膝运动等。

（五）预防肺部感染

指导患者缩唇呼吸、膈肌呼吸锻炼，体弱及年龄偏大者由护士协助拍背咳痰，遵医嘱予雾化吸入。

（六）饮食护理

鼓励患者多食高能量、高维生素食物，需特别注重高蛋白的摄入，如早上保证两个鸡蛋，中午及晚餐保证100 g瘦肉，多食新鲜蔬菜及水果，多饮水，忌烟酒、忌刺激性食物及易胀气食物，保持大便通畅。

（七）外支架的护理

维持钉道清洁干燥，定期更换敷料，钉道生成的痂壳无须去除，可以起到保护的作用，一旦针眼处出现红肿、疼痛、流脓等现象及时处理，遵医嘱应用抗生素治疗。

五、围手术期康复训练

（一）非手术患者的功能锻炼

1. Buerger运动：患者仰卧，患肢抬高60°，保持3分钟；然后坐起，使小腿下垂于床边，持续5分钟；再仰卧，下肢平放于床上5分钟，此为一组。每次练习10组Buerger运动，每天练习3~5次。

2.步行：先进行慢速（70~100步/分钟）行走，待适应后改为中速行走（100~120步/分钟）。

（二）手术患者康复训练

1.血管重建手术的术后康复训练：对行动脉血栓内膜剥脱术和自体大隐静脉或人造血管旁路移植等血管重建术后的患者，患肢应平放并制动2周，踝关节踝泵运动，以促进小腿部静脉血液回流。

2.横向骨搬运外支架固定术后的康复训练：术后早期就可以开始行穿针部位上下关节活动，从被动活动过渡到主动活动。

3.截肢患者的术后康复训练：术后早期指导患者残端关节活动，从被动活动过渡到主动活动，活动时注意动作轻柔、缓慢，最大限度进行关节屈、伸、内收、外展。如伤口愈合良好，可给予局部按摩、拍打。

4.出院指导：患者定期门诊随访，患肢需保暖，并且绝对禁烟。加强营养，关注伤口愈合情况及疼痛情况，定期换药，出院后继续坚持功能锻炼。

六、围手术期康复护理

（一）护理重点

术后密切观察患肢远端皮肤温度、色泽、动脉搏动。若出现肢端疼痛、麻木、苍白、动脉搏动减弱或消失时，应考虑血管重建手术部位可能发生血管痉挛或继发血栓形成，需及时通知医生处理。注意切口有无渗血和全身出血倾向。

（二）围手术期康复护理要点

围手术期间对血液循环干预，治疗期间，嘱患者不能采用冷敷或热敷的方法处理患肢，让患者做好患肢的保暖措施，比如棉被覆盖等。对患肢足趾的颜色进行密切观察，对患肢温度进行测量，如有问题及时通知医生处理。

（三）护理体会

血管疾病引起的组织缺血、缺氧而产生的疼痛是慢性的、长期的，因疼痛而使患者活动能力下降并影响睡眠，情绪也随之变得易激动或抑制、沮丧。因此，心理护理是患者整体护理中的一个重要组成部分。医护人员要认真做好患者的心理干预工作，与患者多交流，倾听患者的心声，了解患者的真实想法，取得患者信任，建立良好的护患关系，并且耐心给患者讲解产生疾病的原因、治疗方法、效果以及可能出现的不良反应等，使患者正确认识疾病，及时帮助患者解决问题，消除患者疑虑，让患者保持良好的心理状态，积极配合治疗。

（四）特别关注

患者肢端循环、疼痛情况、早期功能锻炼及心理状况。

（五）脉管炎严重的情况下易引起肢体缺血甚至患者需要截肢

现有技术条件下，为患者寻找更合适的个体化治疗，需要深入阐明其病因及发病机制。围手术期有效的疼痛管理及心理护理，术后患肢血运的观察、外固定架调整方法是护理的重点。

（杨晓娟）

参考文献

［1］袁涛，李浩冉，魏莉莉，等.康复临床实践指南：发展现状研究［J］.中国康复理论与实践，2020，26（2）：136-143.

［2］赵彦军，李剑，苏鹏，等.我国康复辅具创新设计与展望［J］.包装工程，2020，41（8）：14-22.

［3］姜静远，邱卓英，王国祥，等.世界卫生组织国际健康分类家族在康复中系统应用的方案与路线图［J］.中国康复理论与实践，2020，26（11）：1241-1255.

［4］吕艳伟，吴新宝，侯树勋，等.骨科医护人员康复知识与技能知信行现状的多中心调查研究［J］.中国骨与关节杂志，2016，5（3）：209-212.

［5］邱卓英，郭键勋，杨剑，等.康复2030：促进实现《联合国2030年可持续发展议程》相关目标［J］.中国康复理论与实践，2017，23（4）：373-378.

［6］李建军，程军，高峰，等.我国康复人才战略研究［J］.中国康复理论与实践，2016，22（5）：605-607.

［7］谢苏杭，杨霖，杨永红，等.康复医联体——学科建设新战略［J］.华西医学，2019，34（5）：503-508.

［8］Waterman B R，Owens B D，Davey S，et al. The epidemiology of ankle sprains in the United States［J］. J Bone Joint Surg Am，2010，92（13）：2279-2284.

［9］励建安，周谋望.中国骨与关节临床的康复之梦［J］.中国骨与关节杂志，2014，3（9）：646-648

［10］Ferran N A，Maffulli N. Epidemiology of sprains of the later-al ankle ligament complex［J］. Foot Ankle Clin，2006，11（3）：659-662.

［11］Gribble P A，Delahunt E，Bleakley C M，et al. Selection criteria for patients with chronic ankle instability in controlled research： a position statement of the

International Ankle Consortium［J］. J Athl Train, 2014, 49（1）: 121-127.

［12］Mccriskin B J, Cameron K L, Orr J D, et al. Management and prevention of acute and chronic lateral ankle instability in athletic patient populations［J］. World J Orthop, 2015, 6（2）: 161-171.

［13］Petrera M, Dwyer T, Theodoropoulos J S, et al. Short-to me-dium-term out-comes after a modified broström repair for lat-eral ankle instability with immediate postoperative weight-bearing［J］. Am J Sports Med, 2014, 42（7）: 1542-1548.

［14］Karlsson J, Rudholm O, Bergsten T, et al. Early range of motion training after ligament reconstruction of the ankle joint［J］.Knee Surg Sports Traumatol Arthrosc, 1995, 3（3）: 173-177.

［15］Pearce C J, Tourné Y, Zellers J, et al. Rehabilitation after anatomical ankle ligament repair or reconstruction［J］. Knee Surg Sports Traumatol Arthrosc, 2016, 24（4）: 1130-1139.

［16］王晓康, 施忠民. 慢性踝关节外侧不稳定术后康复的研究进展［J］. 国际外科学杂志, 2018, 45（3）: 212-216.

［17］中华医学会外科学分会, 中华医学会麻醉学分会. 加速康复外科中国专家共识暨路径管理指南（2018）［J］. 中华麻醉学杂志, 2018, 38（1）: 8.

［18］Kehlet H. Multimodal approach to control postoperative pathophysiology and rehabilitation［J］. Br J Anaesth, 1997, 78（5）: 606-617.

［19］Sjöling M, Nordahl G, Olofsson N, et al. The impact of preoperative informa-tion on state anxiety, postoperative pain and satisfaction with pain management［J］. Patient Educ Couns, 2003, 51（2）: 169-176.

［20］Chinn L, Hertel J. Rehabilitation of ankle and foot injuries in athletes［J］. Clin Sports Med, 2010, 29（1）: 157-167.

［21］Lethem J, Slade P D, Troup J D, et al. Outline of a fear-avoid-ance model of exaggerated pain perception［J］. Behav Res Ther, 1983, 21（4）: 401-408.

［22］Flanigan D C, Everhart J S, Glassman A H. Psychological factors affecting rehabilitation and outcomes following electiveorthopaedic surgery [J] . J Am Acad Orthop Surg, 2015, 23 (9) : 563–570.

[23] Hubbard T J, Hertel J. Anterior positional fault of the fibula after sub–acute lateral ankle sprains [J] . Man Ther, 2008, 13 (1) : 63–67.

[24] Denegar C R, Hertel J, Fonseca J. The effect of lateral ankle sprain on dorsiflexion range of motion, posterior talar glide, and joint laxity [J] . J Orthop Sports Phys Ther, 2002, 32 (4) : 166–173.

[25] Wikstrom E A, Hubbard T J. Talar positional fault in persons with chronic ankle instability [J] . Arch Phys Med Rehabil, 2010, 91 (8) : 1267–1271.

[26] Vicenzino B, Branjerdporn M, Teys P, et al. Initial changes in posterior talar glide and dorsiflexion of the ankle after mobilization with movement in individuals with recurrent ankle sprain [J] . J Orthop Sports Phys Ther, 2006, 36 (7) : 464–471.

[27] Hidalgo B, Hall T, Berwart M, et al. The immediate effects of two manual therapy techniques on ankle musculoarticular stiffness and dorsiflexion range of motion in people with chronic ankle rigidity: a randomized clinical trial [J] . J Back Musculoskelet Rehabil, 2018, 31 (3) : 515–524.

[28] Hoch M C, Mckeon P O. Joint mobilization improves spatiotemporal postural control and range of motion in those with chronic ankle instability [J] . J Orthop Res, 2011, 29 (3) : 326–332.

[29] Grindstaff T L, Beazell J R, Sauer L D, et al. Immediate effects of a tibiofibular joint manipulation on lower extremity H–reflex measurements in individuals with chronic ankle instability [J] . J Electromyogr Kinesiol, 2011, 21 (4) : 652–658.

[30] Slaven E J , Mathers J. Management of chronic ankle pain using joint mobilization and Astym treatment: a case report [J] . J Man Manip Ther, 2011, 19 (2) : 108–112.

[31] Whitman J M, Cleland J A, Mintken P E, et al. Predicting short–term response to thrust and nonthrust manipulation and exercise in patients post inversion ankle sprain [J] . J Orthop Sports Phys Ther, 2009, 39: 188–200.

［32］ Miyamoto W, Takao M, Yamada K, et al. Accelerated Versus Traditional Rehabilitation After Anterior Talofibular Ligament Reconstruction for Chronic Lateral Instability of the Ankle in Athletes［J］. Am J Sports Med, 2014, 42（6）: 1441–1447.

［33］ McGuine T A, Brooks A, Hetzel S. The effect of lace–up ankle braces on injury rates in high school basketball players［J］.Am J Sports Med, 2011, 39（9）: 1840–1848.

［34］ Hung M, Clegg D O, Greene T, et al. A lower extremity physical function computerized adaptive testing instrument for orthopaedic patients［J］. Foot Ankle Int, 2012, 33（4）: 326–335.

［35］ Hung M, Franklin J D, Hon S D, et al. Time for a paradigm shift with computerized adaptive testing of general physical function outcomes measurements ［J］.Foot Ankle Int, 2014, 35（1）: 1–7.

［36］ Hung M, Baumhauer J F, Latt L D, et al. Validation of PROMIS Physical Function computerized adaptive tests for orthopaedic foot and ankle outcome research［J］. Clin Orthop Relat Res, 2013, 471（11）: 3466–3474.